U0704863

目录

一架非凡的机器	2
医学的历史发展阶段	4
医学的分支	6
细胞、组织、系统和装置	8
骨骼系统	10
肌肉系统	14
我们的五种感官	16
皮肤和触觉	16
眼睛和视觉	18
耳朵和听觉	20
鼻子和嗅觉	22
嘴巴和味觉	24
心脏	26
血液和人体循环系统	28
呼吸系统	30
消化系统	32
大脑	34
语言和情绪情感	36
神经系统	38
内分泌系统	40
免疫系统	41
生殖系统	42
生命周期	44
成长与衰老	46
疾病、伤口和创伤	48
药物和疫苗	50
医生的医疗器械	52
保持身体健康	54
为身体服务的技术	56
关于人体的最高纪录一览	58
现在轮到你来实战练习了!	60
识别出下列图片中的人体器官	60
创建属于你自己的人体骨架图	61

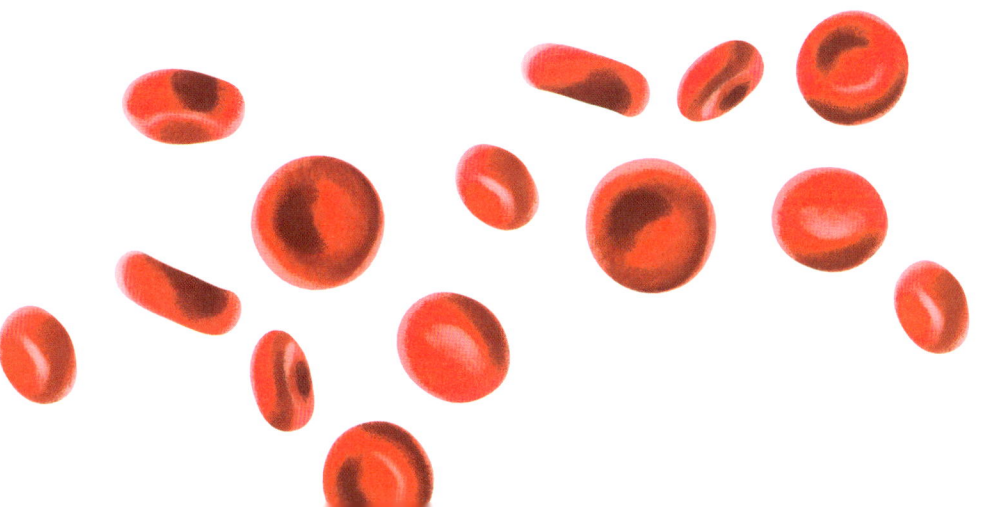

一架非凡的机器

人体是一架非凡的机器。它让我们能够呼吸、进食、跑步、思考、与他人进行互动等！我们身体的每一小部分都是一个微观世界，具有各种各样的结构、形态和功能。因此也就不奇怪，为什么系统掌握人体知识需要进行多年的学习和研究。

我们身体的基本单元是什么？

每个有机生物体的基本单元是**细胞**，其中包含**染色体**。染色体是一种**脱氧核糖核酸（DNA）分子**，它是一种结构，包含了决定每个个体特征的所有信息。世界上的每个人都有**特定的遗传基因**，这使每个人都独一无二、与众不同。

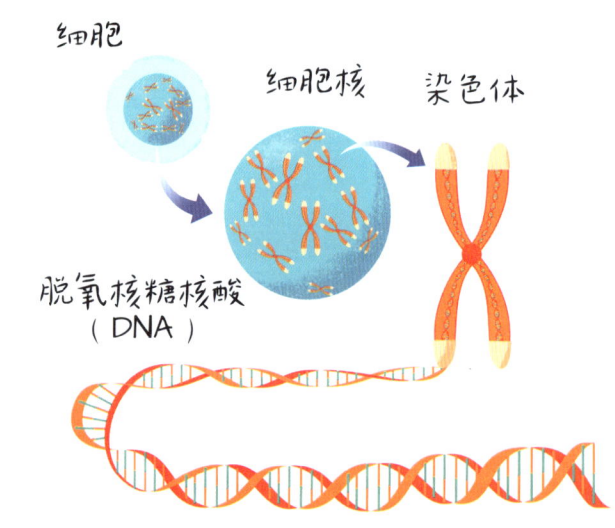

人体有多少个组成部分？

这题很难回答，因为它**取决于我们所认为的"整体"是什么**。例如，手指是手的一部分，而手是手臂的一部分，手臂又是整个上肢的一部分。反过来往小了说也一样，手指本身是由骨骼、神经、肌肉和皮肤组成的，而这些组成部分，再分解下去又是由细胞组成的……

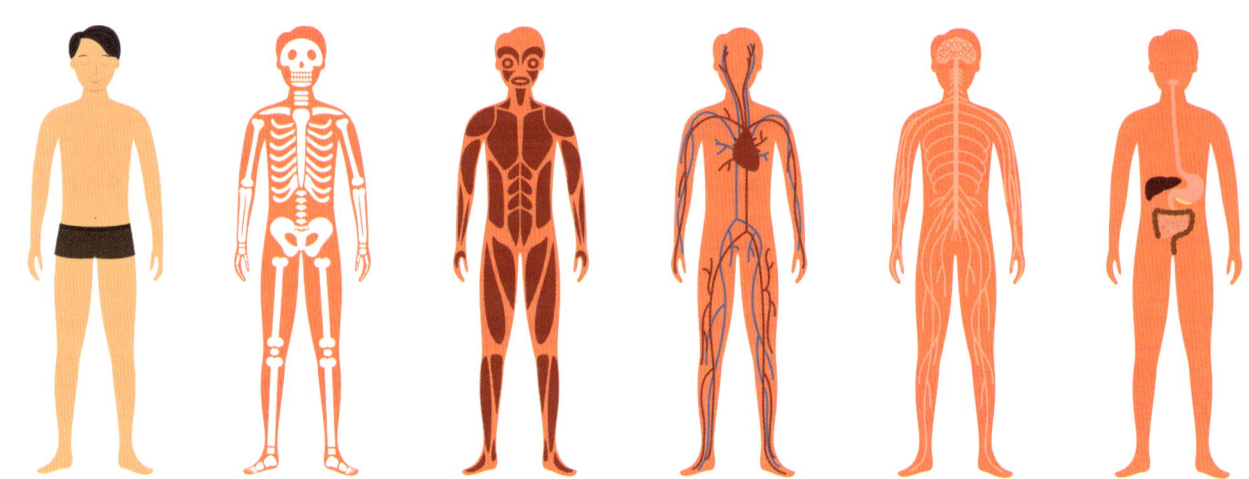

谁在研究人类的身体？

与人体打交道的科学主要是医学，它包含许多不同的专业分支。人体的每个部分都异常**复杂**，所以医生为了发挥最大的作用，必须选择他们专攻的专业分支！

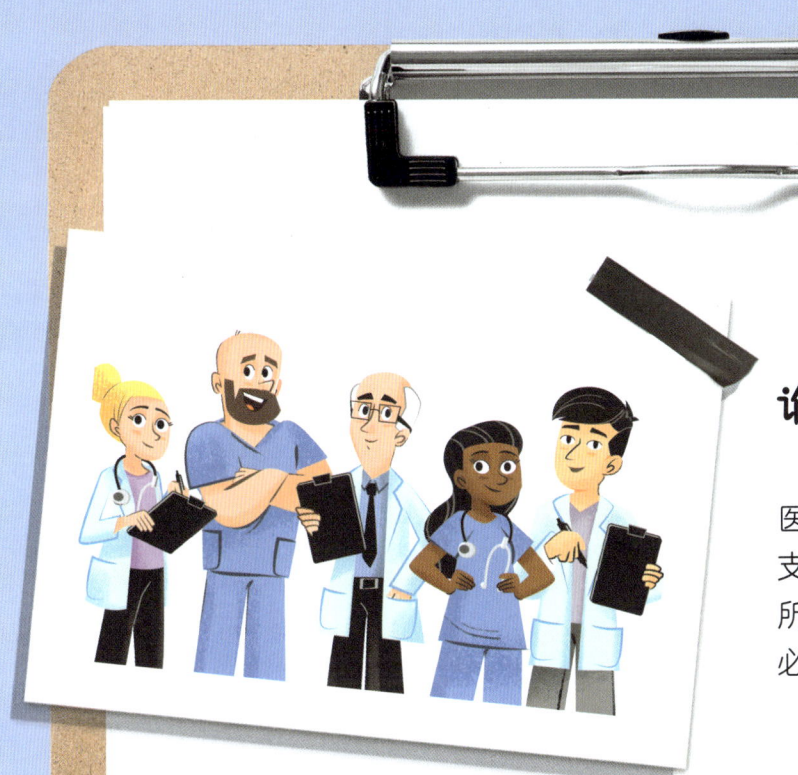

我们和其他生物相似吗？

从某些方面来说，那绝对是相似的！我们都是"活着的"生物。我们是生命体，都是由**各种细胞按照特定的结构组织起来的**。当然我们与植物不同，这主要是因为我们不像绝大多数植物那样扎根在地上。而与其他动物的不同之处在于，我们的大脑特别复杂，它使我们能够思考与交流。

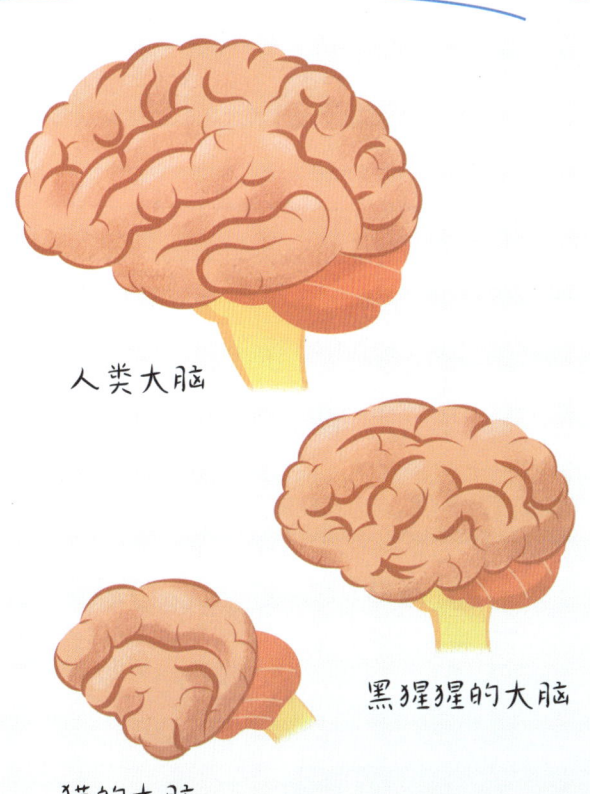

人类大脑

黑猩猩的大脑

猫的大脑

医学的历史发展阶段

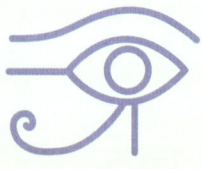 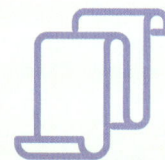 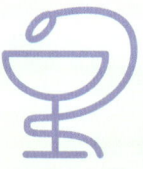 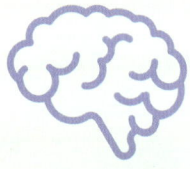

公元前4千年至公元前1千年 | **公元前3千年** | **公元前5世纪至公元前4世纪** | **公元2世纪至公元3世纪**

古埃及人使用树脂、油、蜂蜜和碳酸氢盐治疗不同的疾病。

第一部医学著作纲要被**中国人**创造了出来，它随后成为**传统中医**的基础。

希腊医生**希波克拉底**创立了医学这门科学。

盖伦进行解剖学研究并撰写了很多专著论述，直到文艺复兴时期，它们都一直被人们使用。

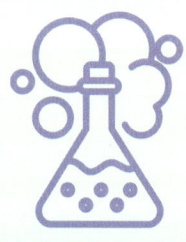 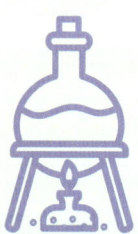  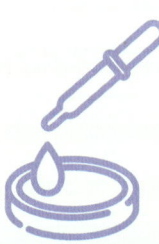

1846 | **1864** | **1895** | **1900**

在波士顿，威廉·莫顿首次使用**乙醚作为麻醉剂**。

路易斯·巴斯德研制出了"**巴氏杀菌法**"，这是一种保存不同食物的处理方法。

物理学家威廉·伦琴发现了**X射线**，并且他用X射线给他妻子的手拍摄了一张X光片。

卡尔·兰德斯坦纳医生发现了**血型**。

医学的历史始于几千年前。人类几乎一直在寻求措施来恢复因疾病、创伤和各种各样的病理状况而丧失的健康……我们或多或少也取得了一些成功！

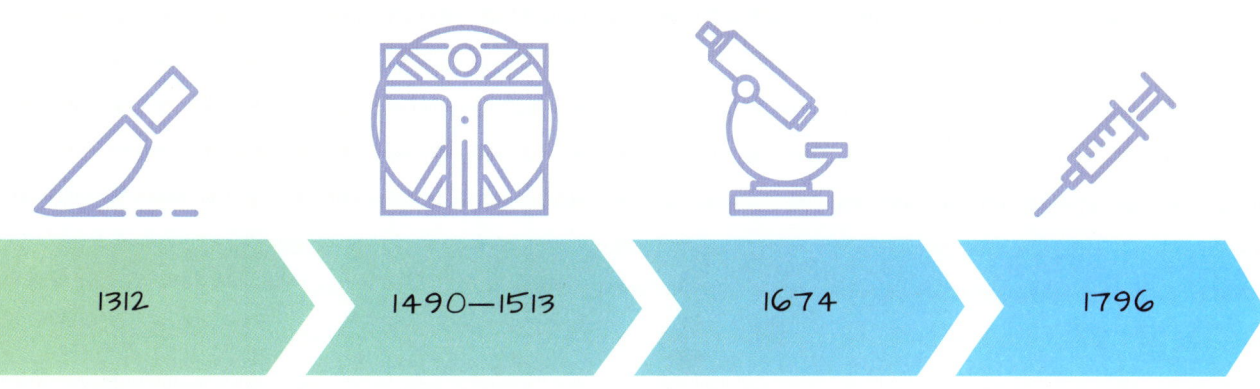

1312
蒙迪诺·德·卢奇第一次将**一具尸体**带到大学里进行**解剖**。

1490—1513
列奥纳多·达·芬奇发明了**解剖学绘图**：从内部视角来观察人体的绘图。

1674
安东尼·范·列文虎克是第一位发现**细菌**的人。

1796
爱德华·詹纳接种了第一针**天花疫苗**。

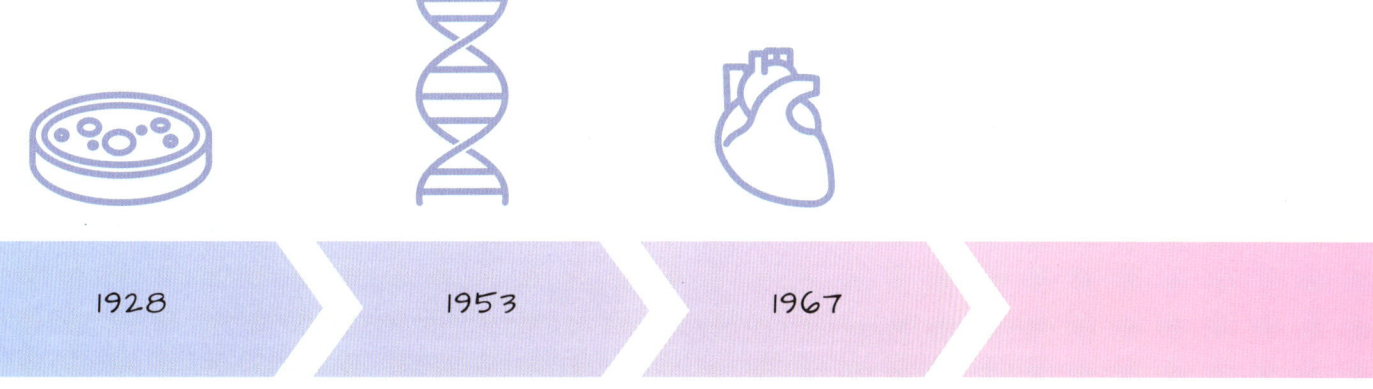

1928
多亏了亚历山大·弗莱明的研究工作，他发现了**青霉素**，这是人类历史上第一种抗生素。

1953
詹姆斯·沃森和弗朗西斯·克里克发现了**脱氧核糖核酸的双螺旋结构**。

1967
第一例**心脏移植手术**是在南非完成的。

医学的分支

医学是一门复杂的科学,它细分为不同的分支,这些分支的划分,主要取决于与身体相关的各个部位。医学的这些分支会影响相关科学的发展,例如化学、物理学、生物学和生物应用技术。同理,这些科学也会影响医学的分支。

如何才能成为一名医生?

要成为一名医生,你必须从医学院校获得医学学位。学习时间大约需要5年。还需要通过**医学专业考试**,用来检测医学知识和技能的掌握情况。

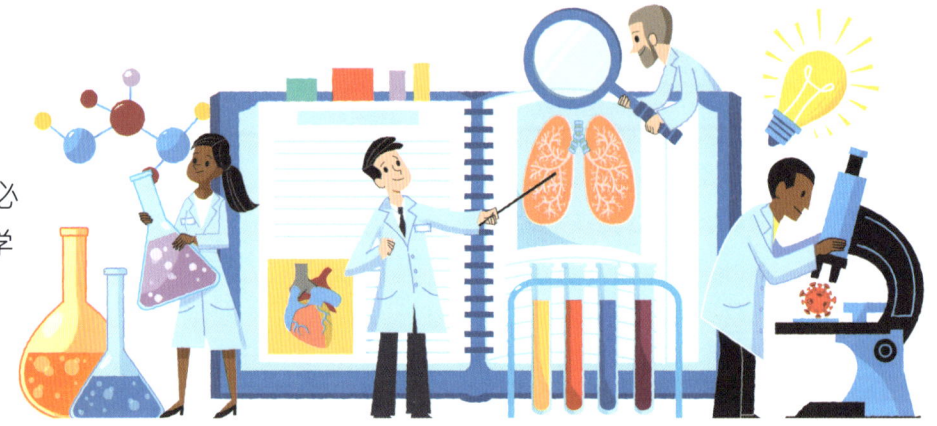

住院医师规范化培训也是必不可少的。大多数专业需要3年时间。具体时间与选择的专业有关。总而言之,学医并成为一名医生是一段漫长的过程!

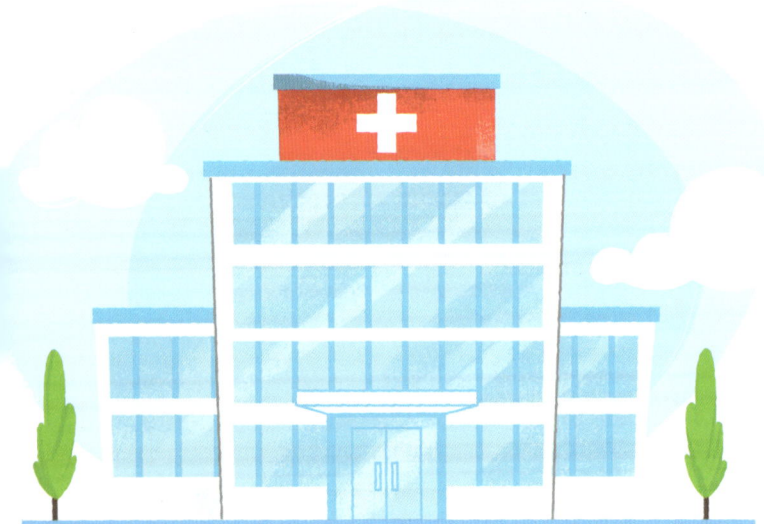

医生在哪里工作?

医生在**医院**、公立或私人的疗养院以及各种不同类型的诊所等医疗机构工作。无论在什么地方,医生都很少独自工作。**他们与其他专业人员共同工作**,比如护士、社会工作者、卫生工作者、医务助理、药剂师等。

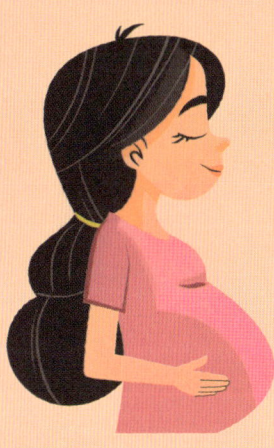

产科
为妇女在怀孕和分娩期间提供医疗保健和健康检查服务。

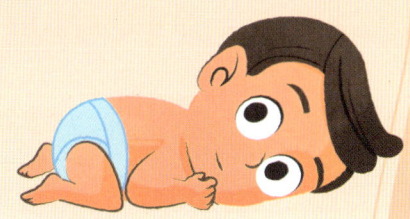

儿科
为十四岁以下的儿童提供医疗保健服务。

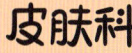
皮肤科
治疗皮肤病。

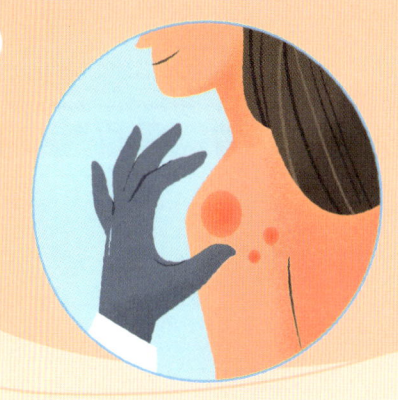

心内科
治疗心脏和循环系统。

常见的医学专业分支有哪些？
让我们来看看一些常见的医学专业领域吧！

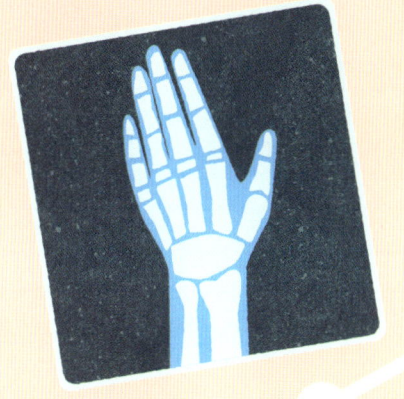

骨外科
治疗肌肉骨骼系统。

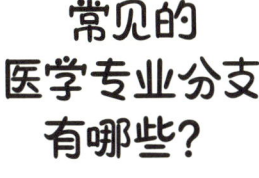

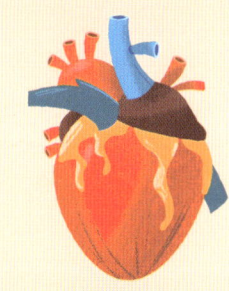

胃肠外科
治疗胃肠道疾病。

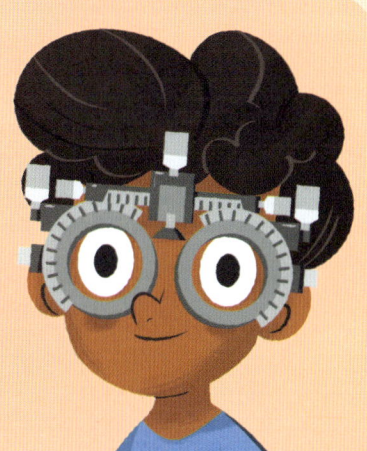

眼科
治疗视力障碍和眼部疾病。

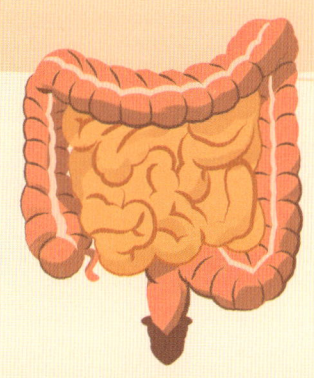

细胞、组织、系统和装置

在分析人类身体的不同部位之前，我们有必要了解这些部位是怎样被系统"组织"在一起的。在这个系统中存在一个严明的"等级制度"，每个部位都各司其职，并与其他身体部位协同合作，使人体这一有机体发挥最佳效用。

细胞的组成成分是什么？

每个生物体都由细胞组成。人体细胞主要由以下几部分组成：一个**细胞核**，内含 DNA；**细胞质**，一种液体物质；**线粒体**，生物体内发生氧化还原反应产生能量的场所；充当过滤器的**细胞膜**。一个细胞中几乎四分之三都是**水**！

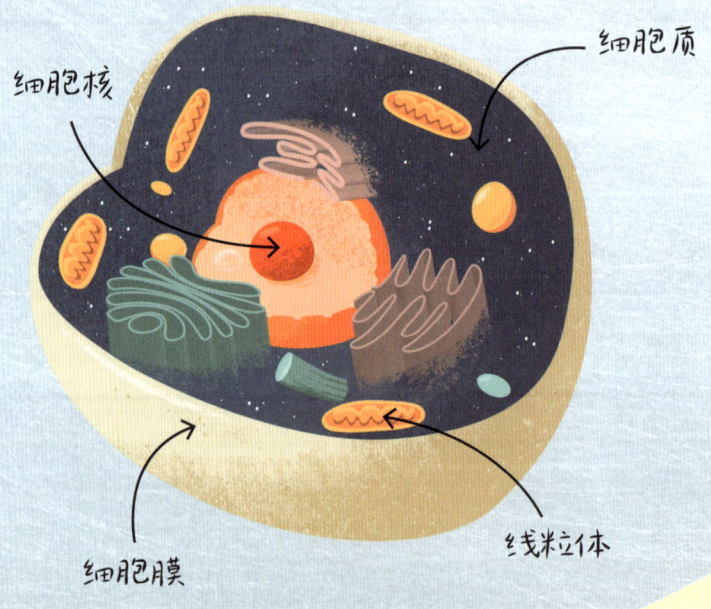

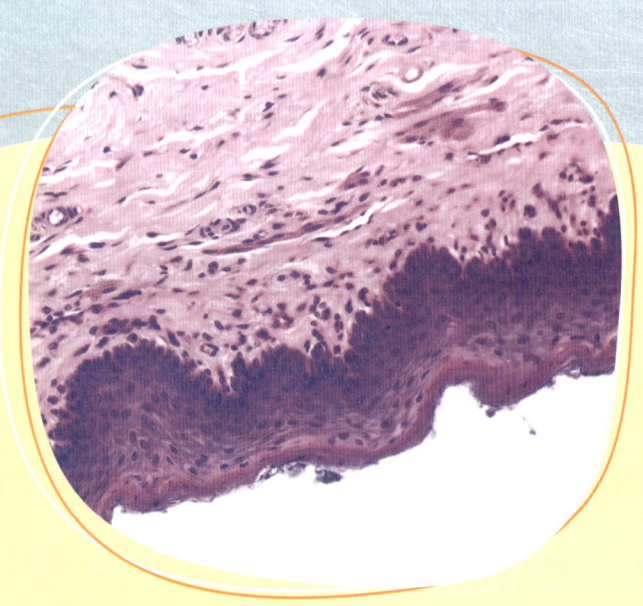

各个细胞之间是如何组织起来的？

在我们的身体中，细胞都是专业分工的，它们会执行特定的功能。相同类型的细胞集合在一起形成**组织**，例如肌肉、骨骼、神经等。接着组织又结合形成**器官**，例如心脏、大脑和肠道等。

人体的各部分系统和装置是如何组织在一起的?

系统和装置的功能各不相同，但由于它们之间的**合作**十分紧密，因此很容易将它们混淆！例如骨骼框架是由相似的器官（骨头）组成的，因此它是一个系统。肌肉也一起创造了肌肉系统。然而当**把它们一起考虑的时候**，骨骼系统和肌肉系统就**成为一种"运动"装置**，使人体能够四处活动。因此人体各部分系统和装置通常都是为了实现一个共同目标而进行协作的**器官集合和子集**。

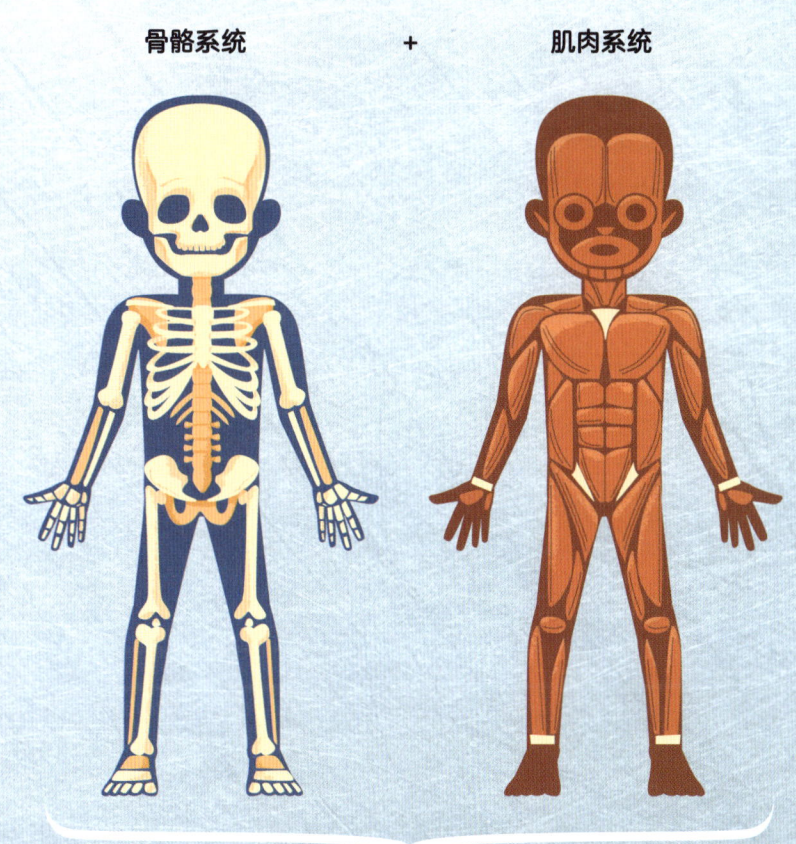

骨骼系统 + 肌肉系统

= 肌肉骨骼系统（运动装置）

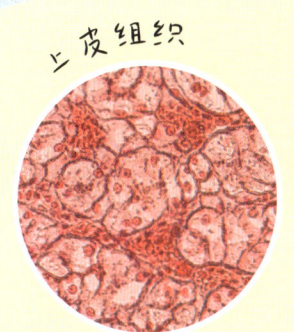
上皮组织

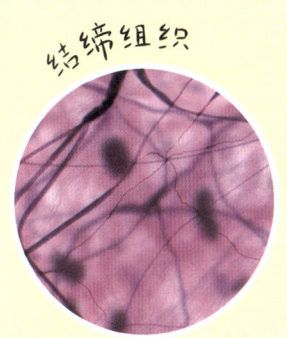
结缔组织

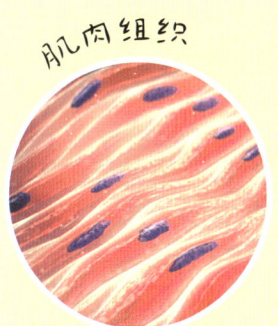
肌肉组织

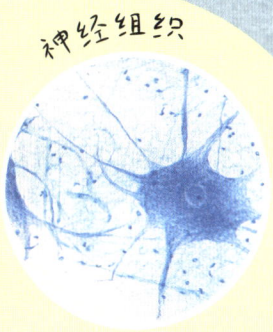
神经组织

组织的成分是什么?

这取决于组织执行的功能是什么！例如**上皮组织**形成了覆盖我们整个身体的皮肤，因此它由薄的细胞组成。而**结缔组织**可以由骨细胞组成，也可以由脂肪细胞或软骨细胞组成，因此结缔组织有可能是硬的，有可能是软的，也可能是富有弹性的。具有收缩能力的细胞形成了**肌肉组织**，例如形成心脏的组织。而能够传递神经冲动的细胞可以形成**神经组织**，例如大脑中的组织。

骨骼系统

骨骼是人体的"支架",主要由骨头组成。除了支撑我们的身体和保护内脏器官之外,骨骼还会与肌肉协作,使我们能够四处移动。此外,骨骼有造血功能。

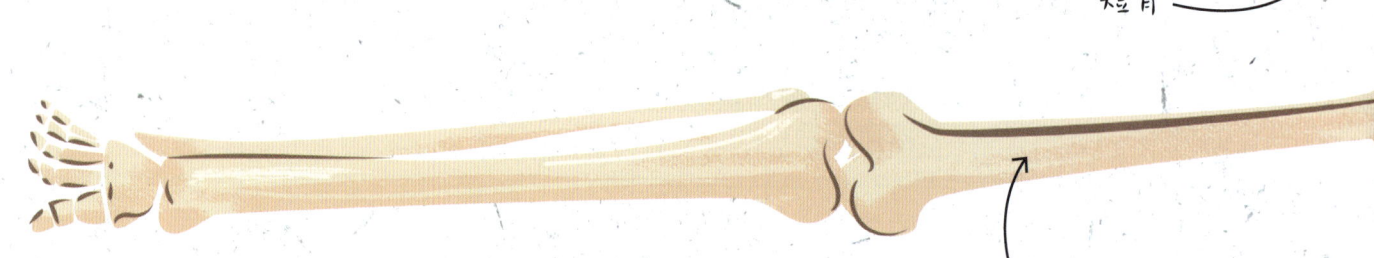

短骨

长骨

骨头是由什么组成的?

骨组织由内部结构(主要由一种弹性纤维的**胶原蛋白**组成)、细胞成分和矿物质部分(使骨骼坚硬并且具有弹性的晶体)组成。**密质骨**具有同质均匀的结构;**松质骨**含有小空腔,这会使骨头更轻。**长骨**,四肢的骨头是典型的长骨,都有一个紧凑的中央骨头——**骨干**,和两端的松质骨——**骨骺**;**短骨**,通常是松质骨,比如手腕上的短骨;**扁骨**,典型的扁骨是头骨,它由两个密质骨层构成,其中还包含一个松质骨层。

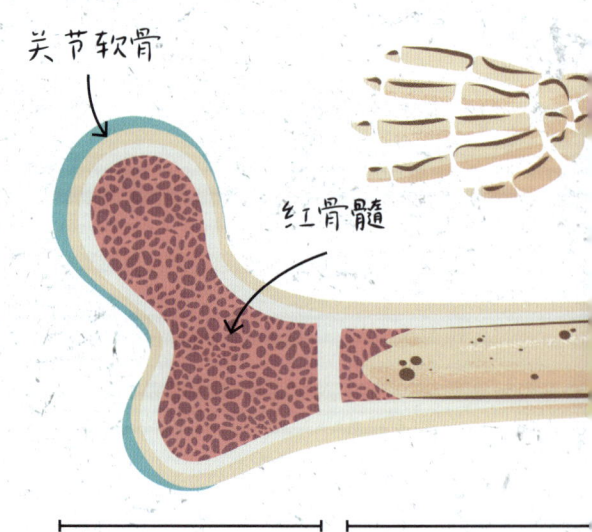

关节软骨

红骨髓

骨骺

骨骼架由哪些部分组成？

骨头遵循着精确的布局。垂直的**中轴**骨骼由颅骨、脊柱、胸骨和肋骨组成。**附肢**骨骼由四肢、肩胛骨和骨盆组成，它们分别连接着不同的骨骼节段。例如由锁骨和肩胛骨组成的肩带将手臂连接到胸部。

我们人体共有多少块骨头？

一个成人身上一共有 **206 块骨头**……婴儿则有更多骨头，多达 305 块！随着我们慢慢长大，有些骨头就会融合在一起。然而人体骨架不仅仅是由骨头组成的，它还由**软骨**（一种富有弹性的结缔组织）和**关节**（用来活动骨头的关节）组成。

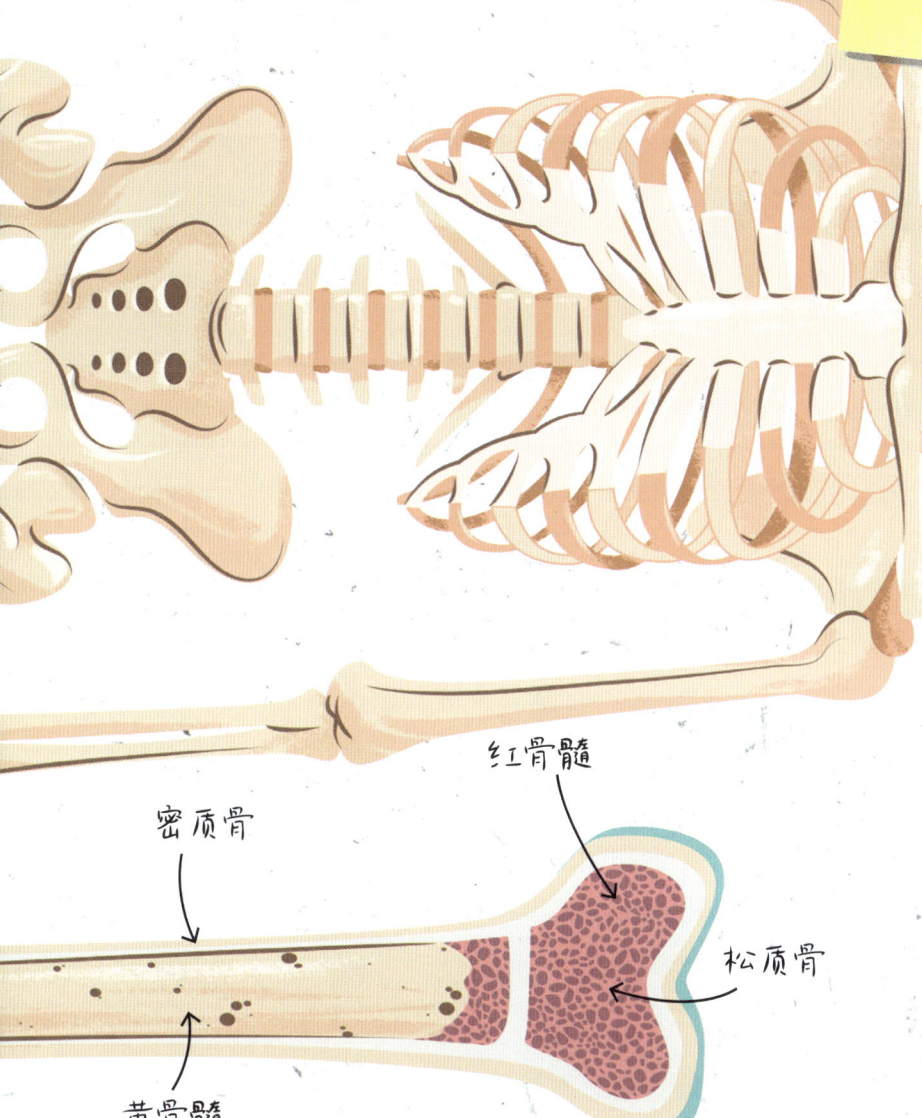

扁骨

密质骨
红骨髓
松质骨
黄骨髓

骨干　　骨骺

什么是骨髓？

骨髓是一种富含营养物质的**软组织**，它存在于骨腔中，对**生产血细胞**至关重要。事实上这些细胞有它们自己的生命周期，必须不断进行更新，以便身体能发挥最佳功能。

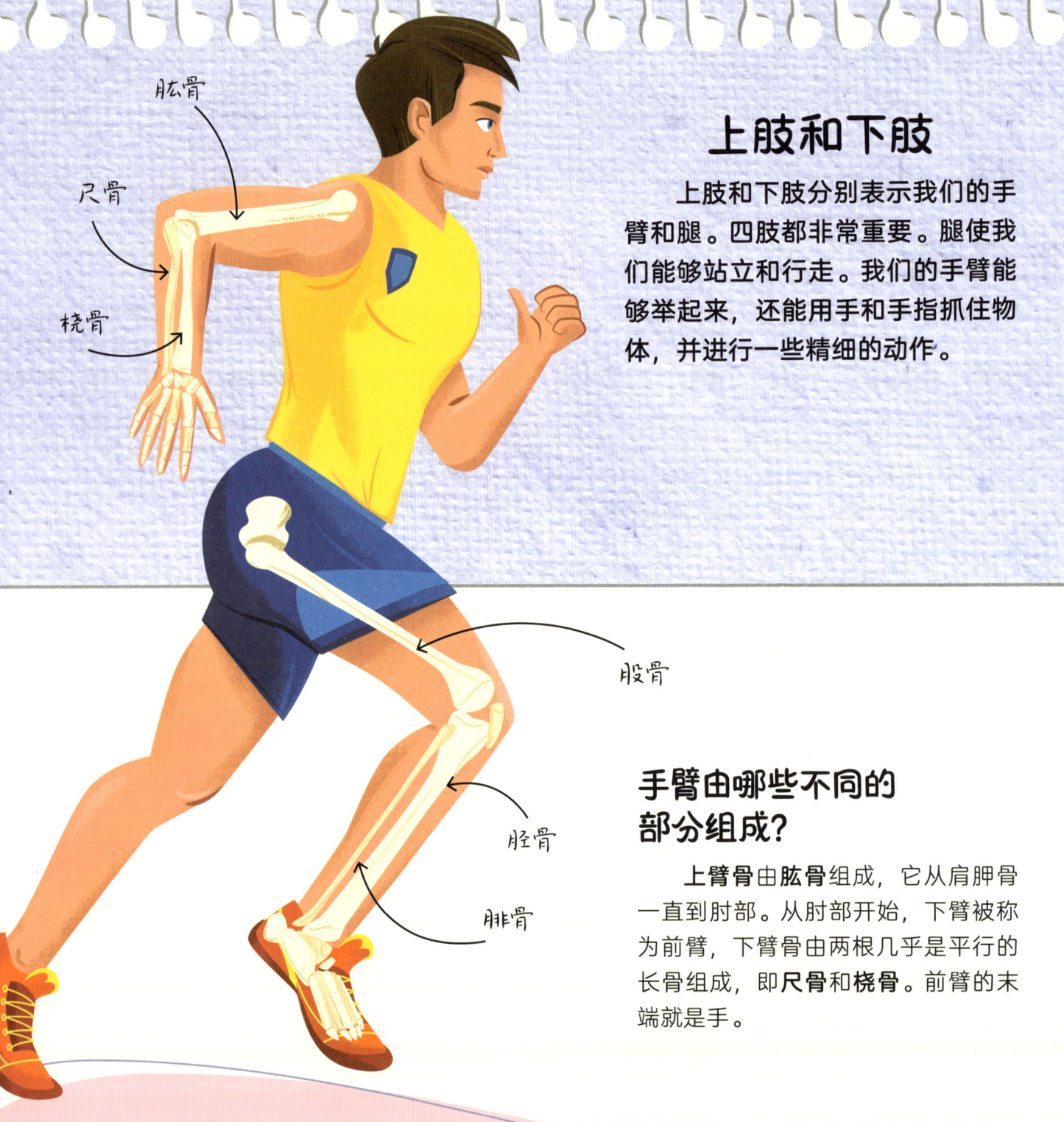

上肢和下肢

上肢和下肢分别表示我们的手臂和腿。四肢都非常重要。腿使我们能够站立和行走。我们的手臂能够举起来，还能用手和手指抓住物体，并进行一些精细的动作。

手臂由哪些不同的部分组成？

上臂骨由**肱骨**组成，它从肩胛骨一直到肘部。从肘部开始，下臂被称为前臂，下臂骨由两根几乎是平行的长骨组成，即**尺骨**和**桡骨**。前臂的末端就是手。

腿由哪些不同的部分组成？

单说"腿"过于宽泛了，因为下肢又分为**大腿**（由称为**股骨**的长骨组成）和**小腿**，膝盖以下的部分又可分为**胫骨**和**腓骨**。腿的底部便是脚。

手和脚

上肢和下肢的末端是两个非常复杂的结构:手和脚,它们都由许多骨头和关节组成,手能够让人抓牢东西,脚可以支撑身体的重量。

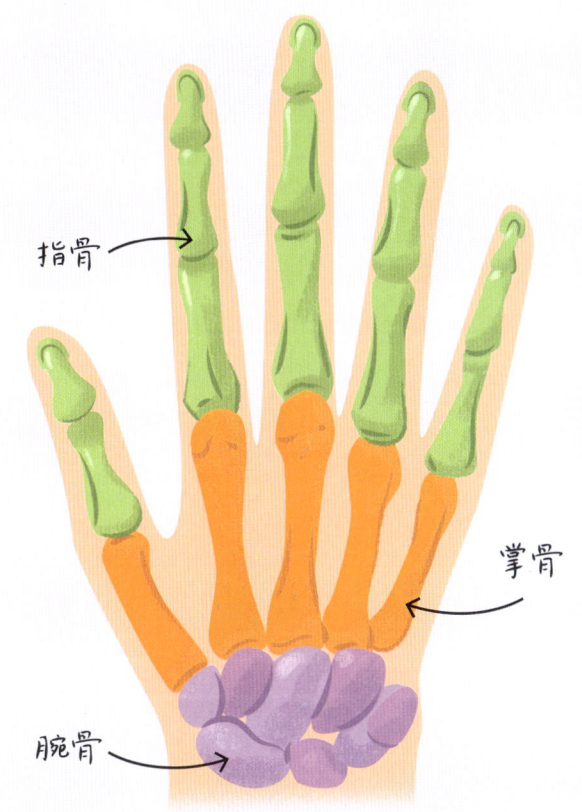

指骨

掌骨

腕骨

一只手上有多少块骨头?

一只手上总共有 **27 块骨头**,它们又分为**腕骨**(在手腕区域)、**掌骨**(在手掌的正中央区域)和**指骨**(手指上的骨头)。每根手指上包含三个指骨(拇指除外,因为它只有两个指骨),三个指骨被两个关节隔开,以使手指头更灵活,这也是人手的典型特征。

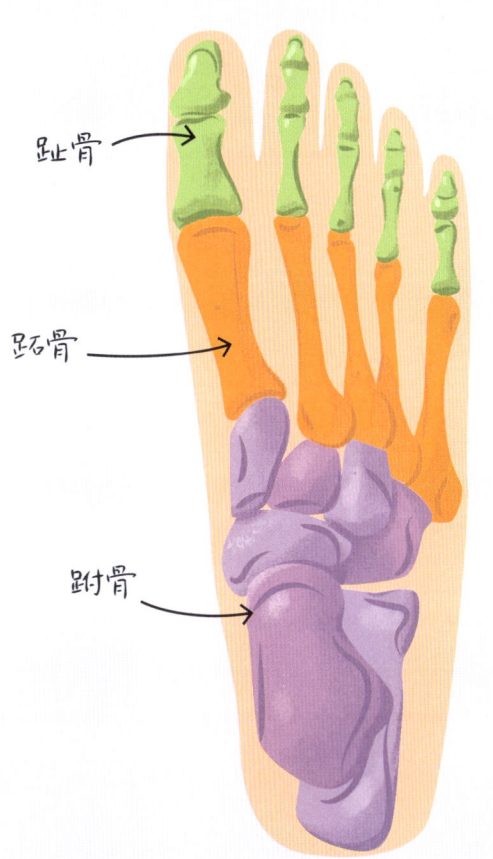

趾骨

跖骨

跗骨

一只脚上有多少块骨头?

一只脚上总共有 **26 块骨头**,要比手上的骨头少一块,但它们的结构大致相同,脚上的骨头又可分为:**跗骨**(在脚踝区域)、**跖骨**(在脚掌的中央位置)和**趾骨**(脚指头上的骨头)。

肌肉系统

骨头本身并不能移动。事实上骨头只是充当"杠杆"的作用，它们由称为"肌肉"的组织来移动。肌肉具有一种特殊的能力：可收缩，即肌肉可以通过收缩和拉伸来进行运动。

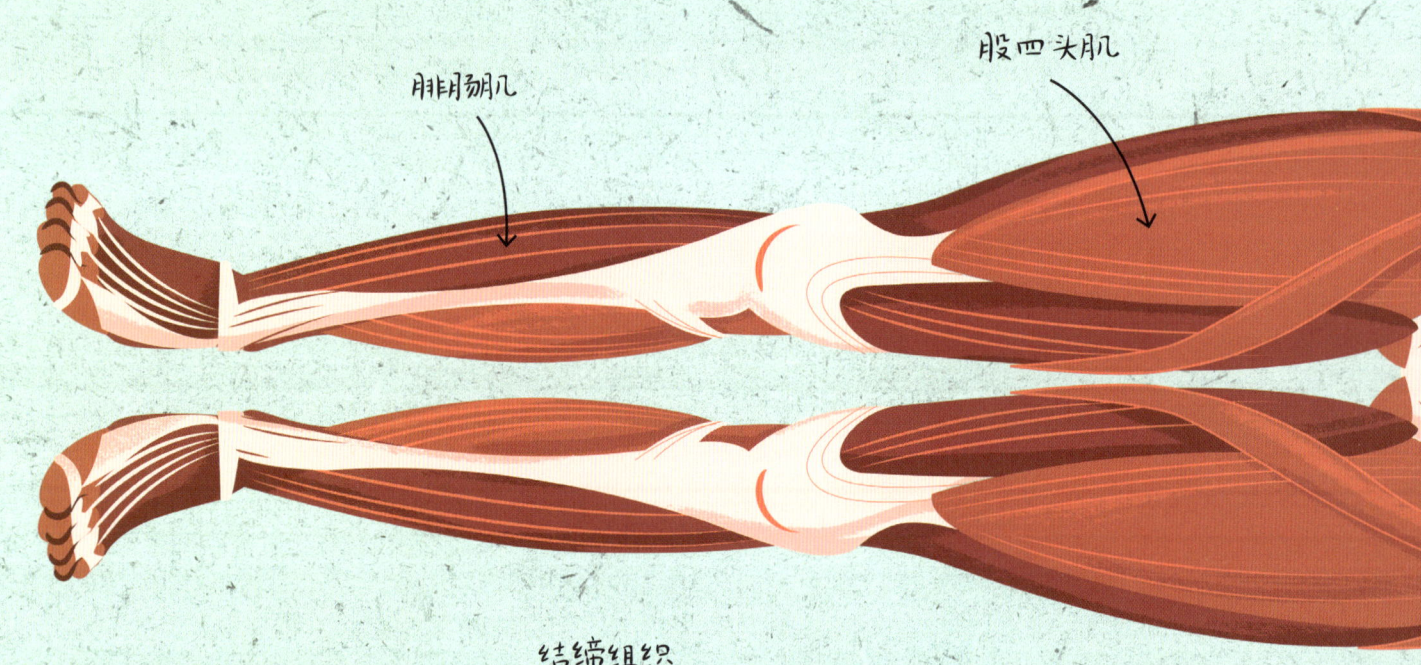

肌肉由什么构成？

肌肉是由被称为**肌肉纤维**的细胞群组成的，这些细胞群又组合为带状群组并且被包裹在一个**结缔组织**中。肌肉细胞会根据各种刺激来进行相应地收缩和放松，这种**收缩**和**放松**交替的状态使运动成为可能。

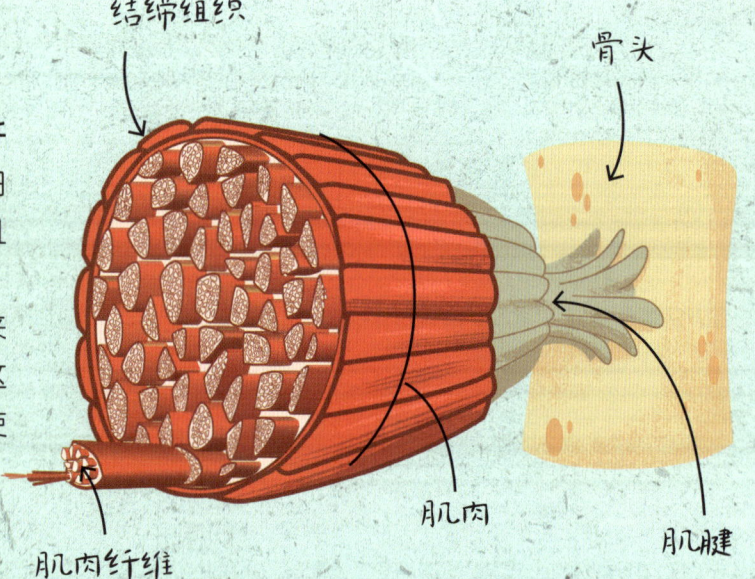

所有的肌肉都长一样吗？

并不是。肌肉可以分为**横纹肌**和**平滑肌**，前者也被称为自主肌，而后者可叫作非自主肌。横纹肌的运动取决于人的主体意志，即人可以"决定"要不要做出某种行动。平滑肌的活动则是自发的、不由自主的（即它不依赖于人的意志）。

平滑肌包括消化器官的肌肉，它们会自行消化食物而无需人来"命令"身体去这样做，平滑肌还包括心脏上的肌肉，它们能够自行跳动。平滑肌的收缩和放松都要**更慢**，而横纹肌则会**更快**。

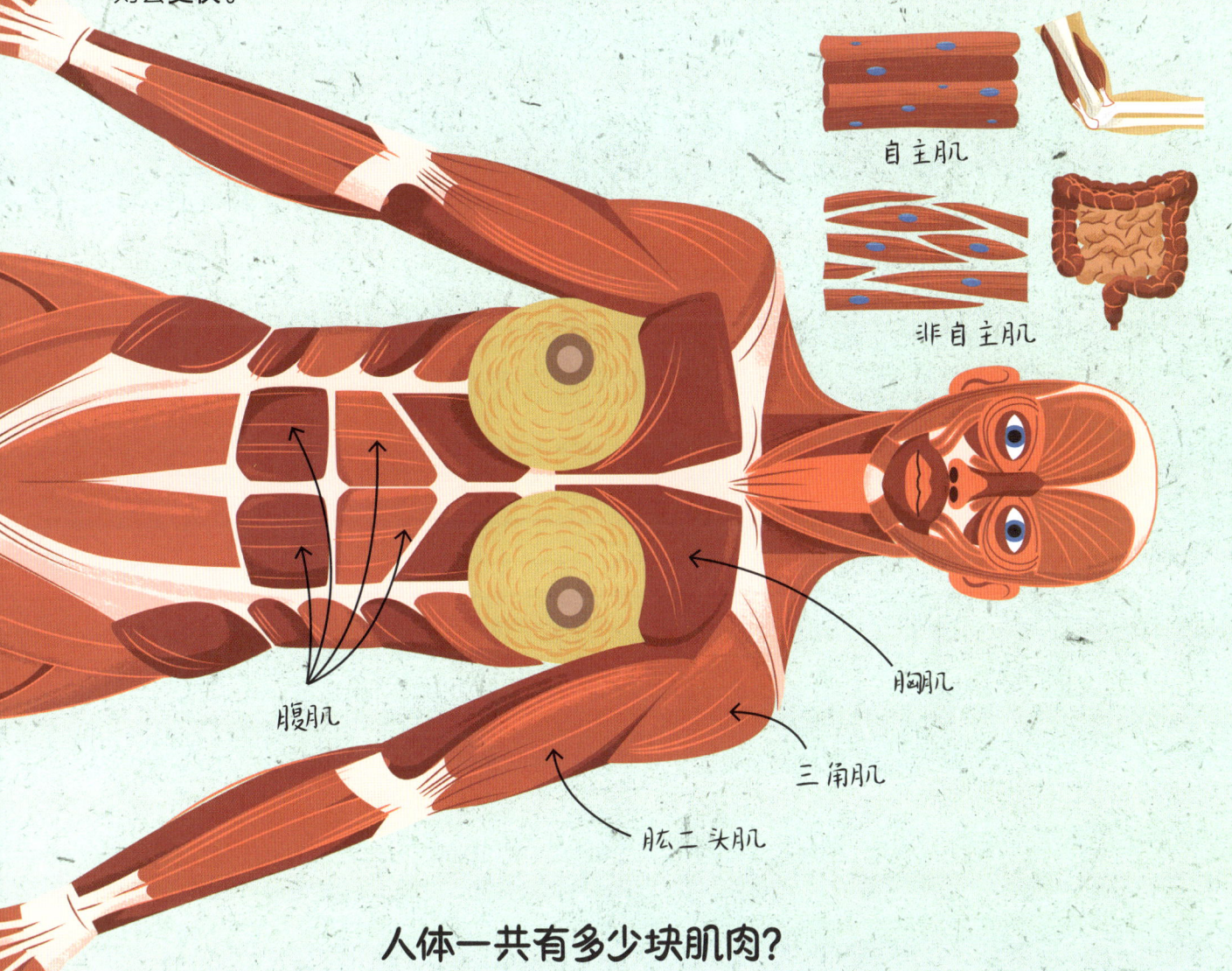

人体一共有多少块肌肉？

人体肌肉的数量很难给出一个精准的数字，因为肌肉组织是由很多层构成的。大多数肌肉在身体的左右两侧均匀、**对称**分布。例如我们有两条胳膊，所以每条胳膊上都有相同的肌肉。人体还有某些独立存在的"**单一**"肌肉，例如横膈膜。心脏也是由肌纤维构成的，正是由于心肌的收缩才产生了心跳。

我们的五种感官

皮肤和触觉

皮肤是我们身体外层的覆盖物。我们通过皮肤与外界接触,获得各种感受,并探索成千上万种不同物体的表面和质地,这多亏了我们的触觉。但你知不知道皮肤其实是一个真正的器官呢?它是人体最大的器官。

皮肤由什么组成?

皮肤是一种器官,它也是**表皮系统**的一个组成部分,表皮系统还包括毛发、汗腺和指甲等。皮肤是由三个主要部分组成的一种膜:**表皮层**,收集外部刺激;**真皮层**,即中间层结缔组织;最里面的是**皮下组织**,它富含脂肪细胞。

皮肤有什么用处?

皮肤是我们人体**抵御外部侵扰**的第一道防线。它使我们能够**维持适当的体温**,排出身体产生的**废弃物**,并**收集和感知**周围环境的**信息**。表皮上有特殊的神经纤维,叫作**感受器**,它们能够根据压力、

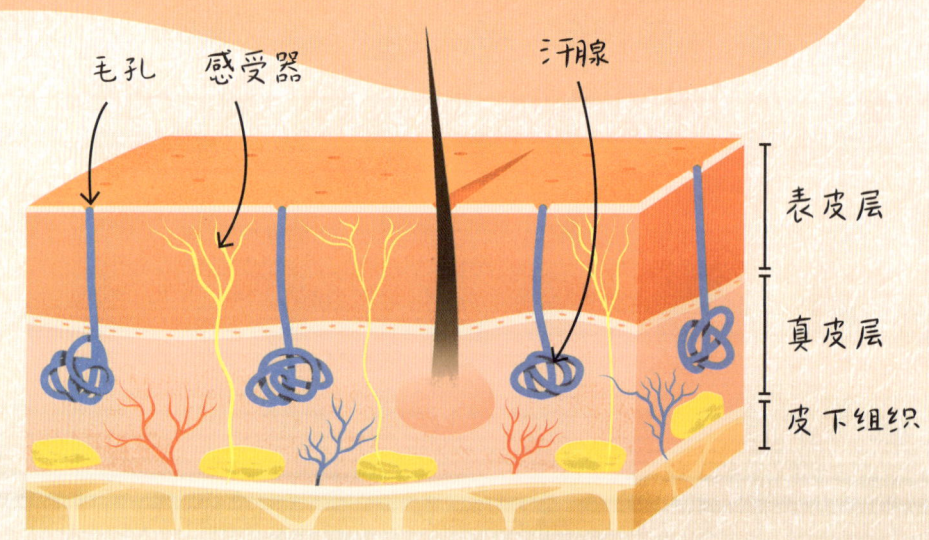

温度和疼痛刺激的变化作出相应的反应。这些信号通过神经从感受器传输到大脑,然后大脑开始加工**处理**这些信号。这种通信几乎都是即时发生的……真是谢天谢地!否则我们就不知道从烫手的东西表面快速抽回手啦!

毛发

哺乳动物的一个共同特征就是拥有毛发……不过，我们人类跟其他动物相比，比如狗和猫，身上的毛发绝对要少得多！

事实上，几千年以来，人类不断进化，毛发越来越少。随着时代的进步，我们也越来越不需要毛发来抵御极度寒冷和糟糕的气候了。

毛发是从哪里长出来的？

每根毛发都从皮肤上"发芽"般地长出来……实际上毛发是从表皮下的**毛囊**里长出来的。从皮肤上长出来的毛发部分称为**发干**；留在皮肤下面的部分称为**发根**，发根的周围有各种保护膜。

我们一共有多少根毛发？

虽然很难精确计算人体毛发的数量，但我们全身上下大约有**五百万个毛囊**。可以肯定的是，我们几乎全身都长满了毛发，即便它们大多数用肉眼都看不见！我们的头发大约有10万到15万根。

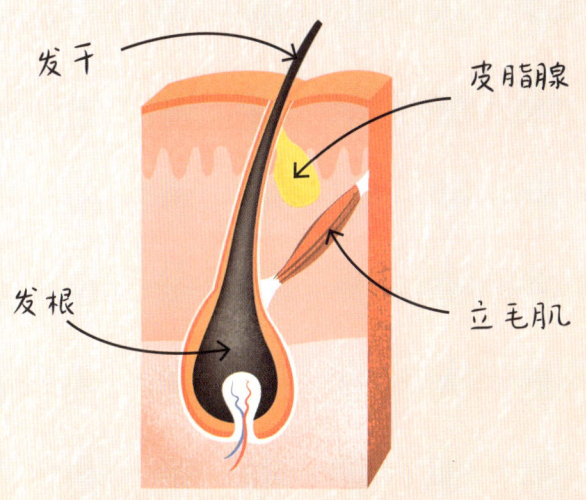

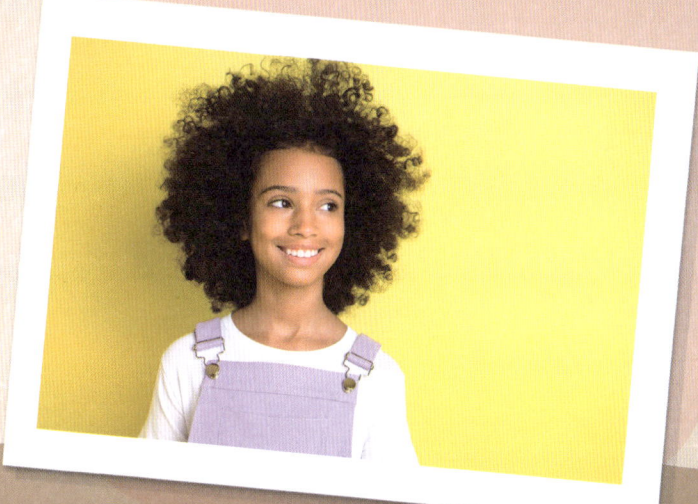

体毛有什么用处？

体毛能帮助我们**感知外界的刺激**。它还可以**保护我们的身体免受侵害**：例如睫毛可以保护眼睛。体毛具有**保暖的作用**，尤其是我们的毛发竖起来时，体毛会圈住一层空气，这有助于防止我们的身体散失热量。这也是天冷时我们会起"鸡皮疙瘩"的原因！

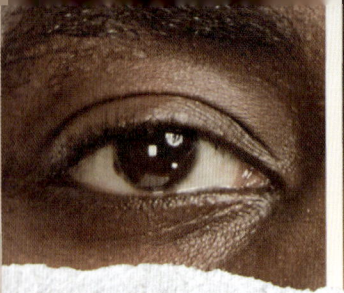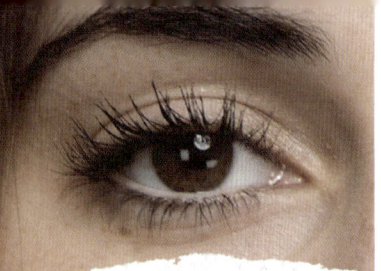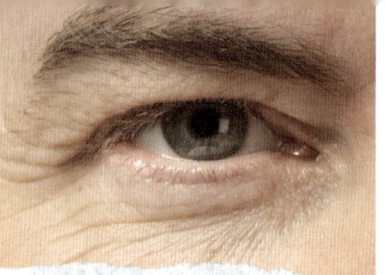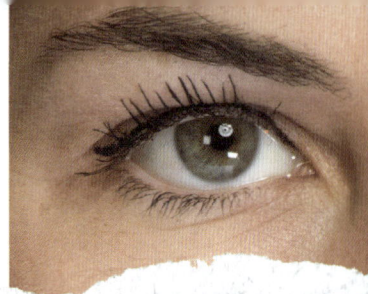

眼睛和视觉

视觉是五种感官之一，它能帮助我们接收信息并与周围的环境进行互动。视觉的感受器官是眼睛，这是一种与大脑密切合作并加工处理图像的复杂人体结构。

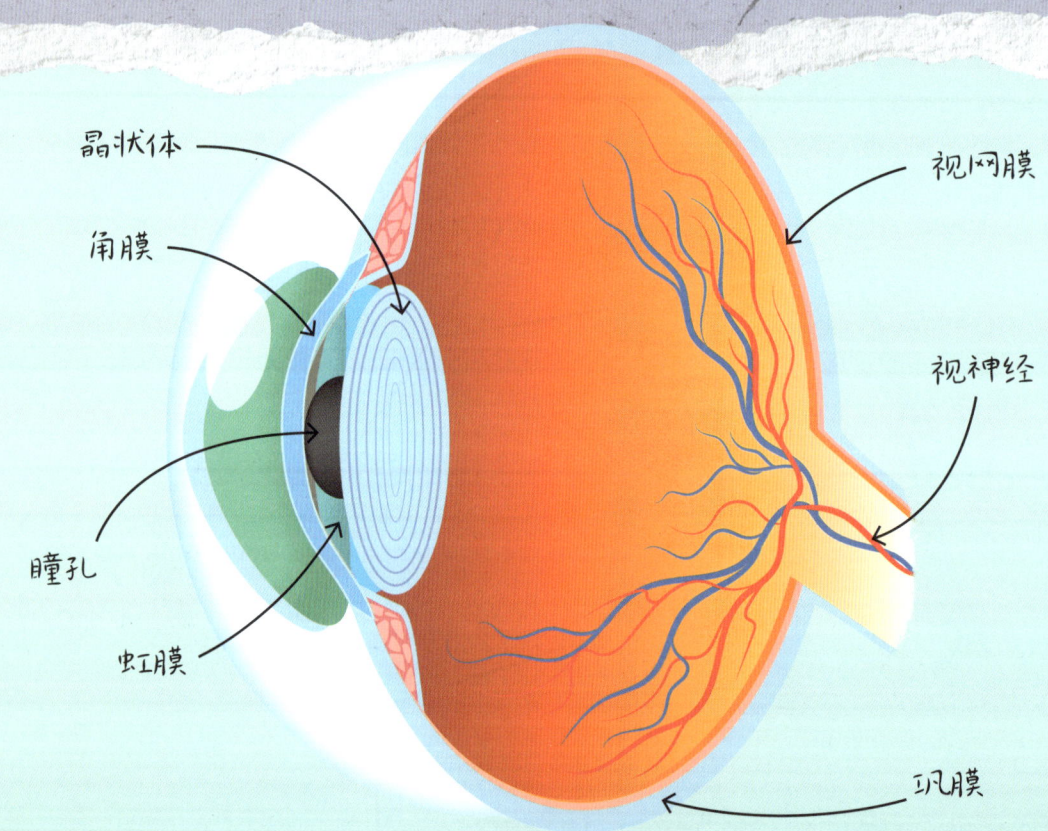

眼睛是由哪些部分组成的？

眼睛呈球状，它位于颅骨的眼眶内。眼球的白色部分称为**巩膜**，具有保护作用。眼球中的有色部分称为**虹膜**，其中间还有一个称为**瞳孔**的黑洞，它能调节进入眼睛的光线。**角膜**位于眼球的最前端，是眼球的第一个屈光元件，相当于照相机的"镜头"。虹膜后面是**晶状体**，它将光线聚焦并投射到眼睛最内层的**视网膜**上，视网膜再将光信号转化为大脑可以理解的**神经冲动**。

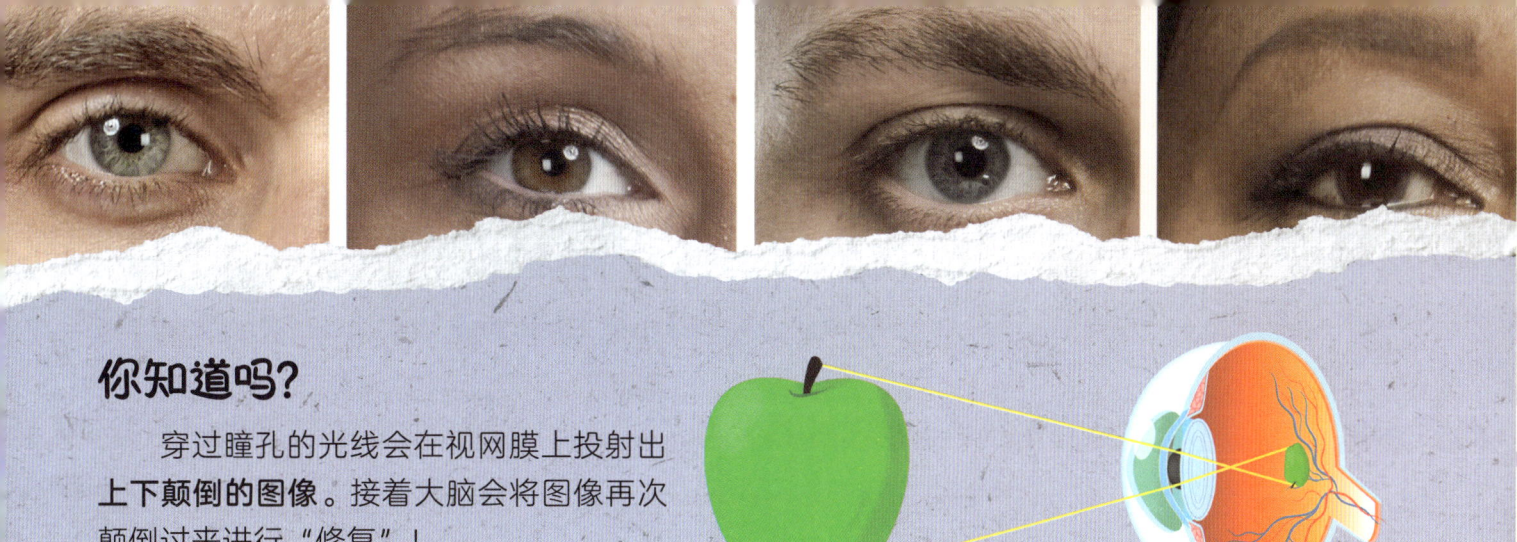

你知道吗？

穿过瞳孔的光线会在视网膜上投射出**上下颠倒的图像**。接着大脑会将图像再次颠倒过来进行"修复"！

视力是怎样运作的？

"看"意味着很多事情：**感知到形状、颜色、光线、运动和距离**。视觉是我们最为复杂的感官之一，视觉的基础是光，它存在于我们周围的环境中。光被我们所看到的物体反射并通过瞳孔进入眼睛。在眼球中，晶状体和角膜一起**折射光线并将聚焦的图像投射**到视网膜上。视网膜包含**视杆细胞**和**视锥细胞**，它们会接收信息，并通过一种叫作视神经的类似"电缆"的管道将这些信息传输给大脑。

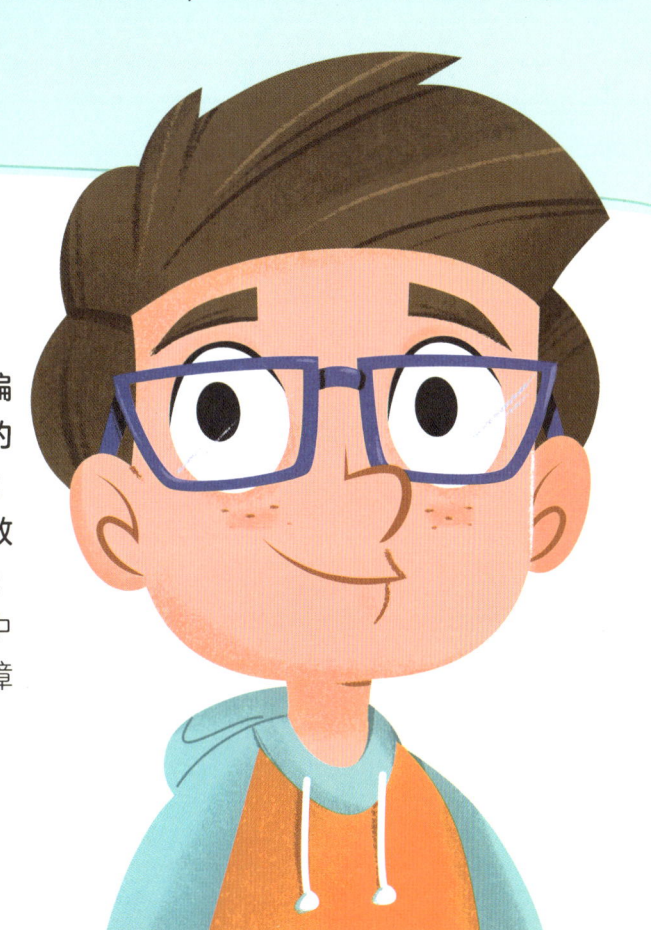

为什么有些人会戴眼镜？

眼镜用于**矫正人们的各种视力偏差**，戴眼镜在人群中很常见。**近视的人**会发现他们很难看清楚远处的物体；**远视的人**则很难看清近处的物体；**散光的人**看到的物体会有点变形和重影；**患有老花眼的人**则很难将注意力集中在近旁的物体上。以上每一种视力障碍，都有相应的矫正镜片。

耳朵和听觉

我们可以用耳朵听到各种不同的声音，如噪音、旋律……这些声音与其他感官感知到的信息一起帮助我们了解周围的环境。

你知道吗？

锤骨、砧骨和镫骨是人体中比较小的骨头！其中最小的是镫骨，它大约只有3毫米。

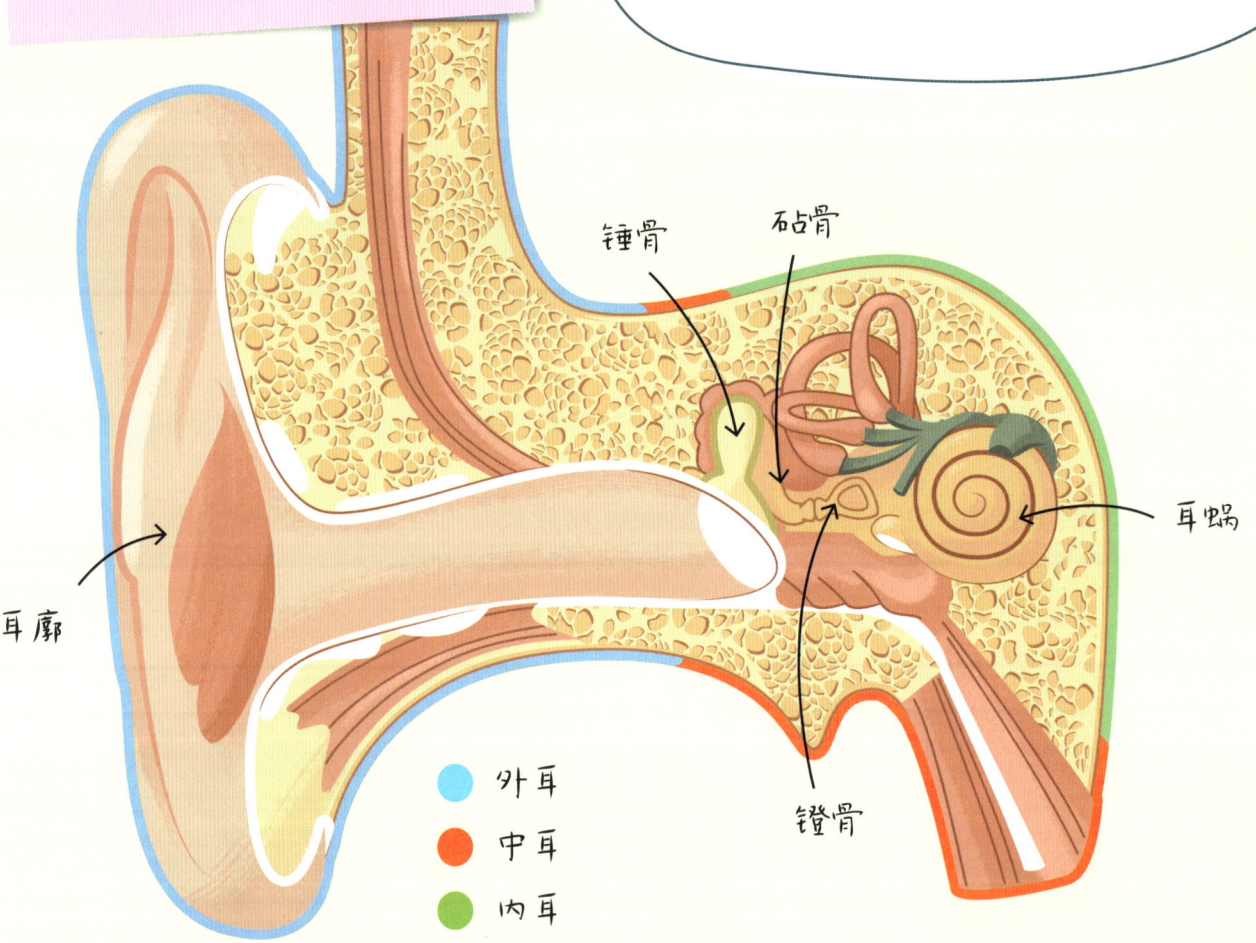

耳朵由哪些部分组成？

当我们说"耳朵"时，我们通常想到的是**外耳廓**，但它只是耳朵这个复杂器官的一个组成部分。外耳的功能是**收集声波**，声波会被导入耳道并传输至**中耳**，在那里声波将转化为振动。中耳处有一种叫作**鼓膜**的薄膜，它能传递振动，这会使小骨运动起来。小骨是三块骨头，它们的名字反映了它们的形状：锤骨（像**锤子**）、砧骨（像**铁砧**）和镫骨（像**马镫**）。这些骨头会放大振动并将其传至**内耳**，内耳中有一个像蜗牛形状的**耳蜗**，它能感知声音并将声音以神经信号的形式传递给大脑。

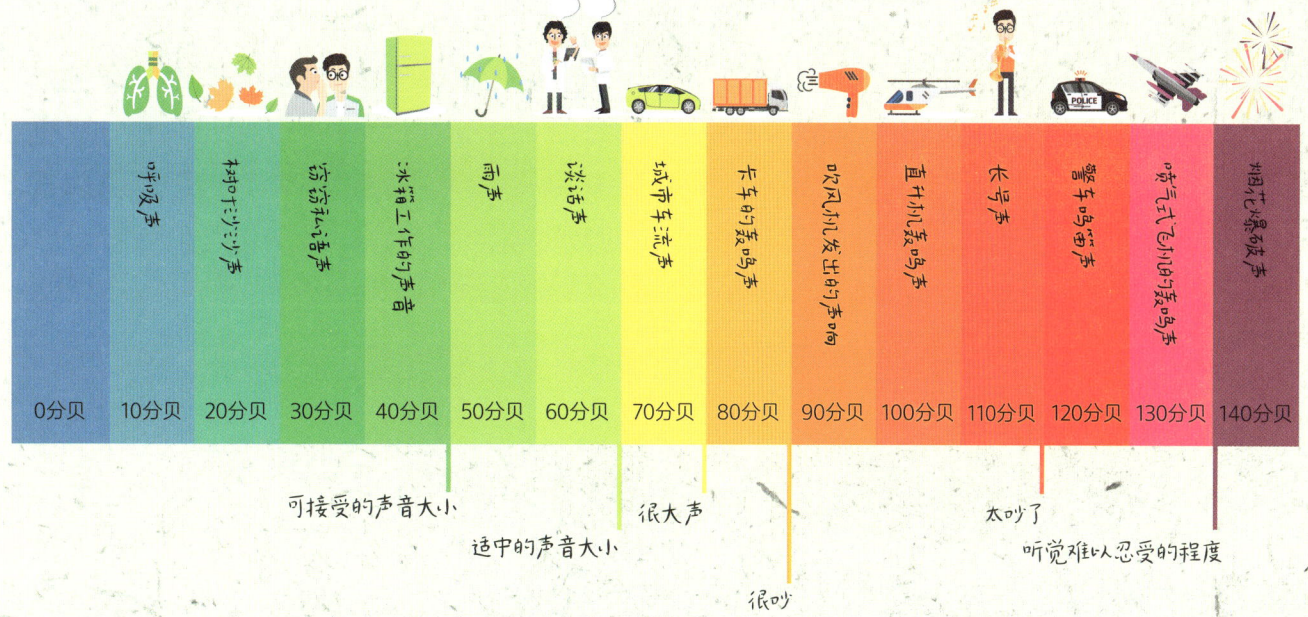

我们能听到哪些声音?

声音的分类有两个参数:**频率**(以赫兹为单位)与**响度**(以分贝为单位)。低频声音低而沉,高频声音高而尖。响亮的声音有更高的分贝,柔和一些的声音有较低的分贝。耳朵可以安全听到的声音强度有一个范围:**在0至85分贝之间**。强度大的声音会损伤听力。

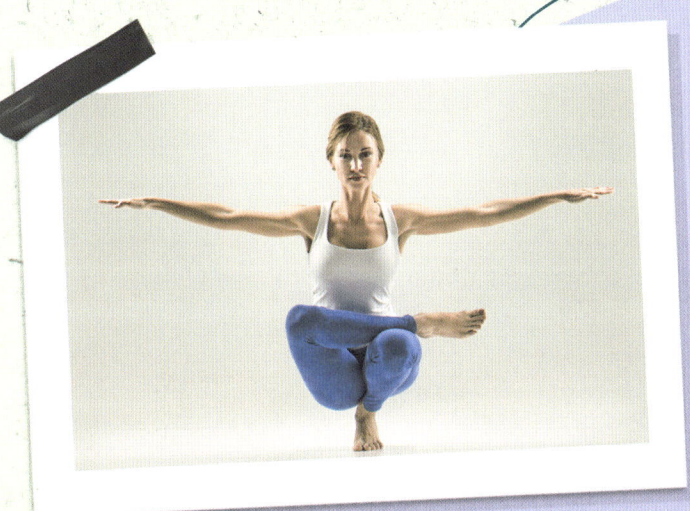

耳朵和平衡之间有什么关联?

耳朵不但能够接收声音,而且能够**检测到人体位置和头部运动的变化**,因此耳朵可以将任何需要"调整"的信息传递给大脑,以使身体在空间中保持平衡。此功能由前庭器官来调节,前庭器官是内耳的一部分,它主要由三个半规管、椭圆囊和球囊组成,这些结构内部充满了淋巴液,并具有感受器来检测头部的角加速度和线性加速度。

鼻子和嗅觉

跟眼睛和耳朵一样，鼻子也是一种器官，它主要负责的是五种感官中的嗅觉。多亏有鼻子，我们才能闻到气味。除了眼睛和耳朵的所见、所闻，味道也帮助我们完成了对周围环境"全景图"的感知。此外，人类也要通过鼻子来呼吸空气。

鼻子是一块骨头吗？

部分来说，是的！鼻子一部分由**骨头**构成，另一部分由**软骨**构成。软骨是一种有弹性且可塑的组织，它位于鼻子外部、**鼻孔**的开口处。鼻孔内有个能调节空气进出的"阀门"，它由**鼻中隔**（类似一种垂直板）组成。

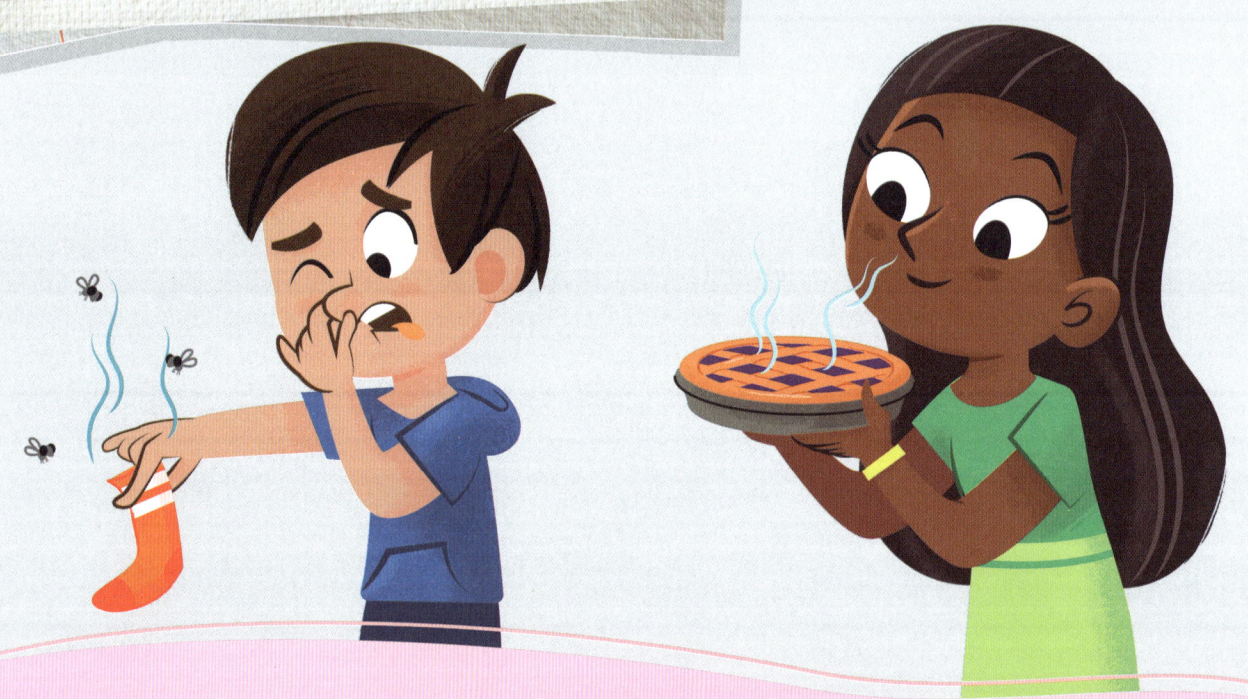

嗅觉有什么用？

当然不只是为了闻到玫瑰芳香啦！嗅觉必不可少。首先，嗅觉可以挽救我们的生命：它能帮我们**识别出危险的气味**，例如燃烧物的气味或煤气。其次，它会起到**刺激食欲**的作用：当我们闻到可以吃的食物香味时，会垂涎三尺（即"流口水"）。最后，嗅觉能让我们**品味我们所吃的食物**。

据估计，我们能嗅辨**一万亿种不同的气味**，我们与生俱来有一种**"嗅觉记忆"**，在几个月之后，我们还能记住曾经闻过的味道。

鼻子的用途是什么?

鼻子用来**呼吸**：成人的鼻子大约每分钟会呼吸 8 升空气！在此过程中，鼻子的作用有：**过滤空气**（拦截灰尘和颗粒）；**加热空气**；通过吸收水蒸气来保持空气的**湿润**；通过阻挡有害细菌来**净化**空气。除此之外，我们还需要鼻子来激活**嗅觉**。

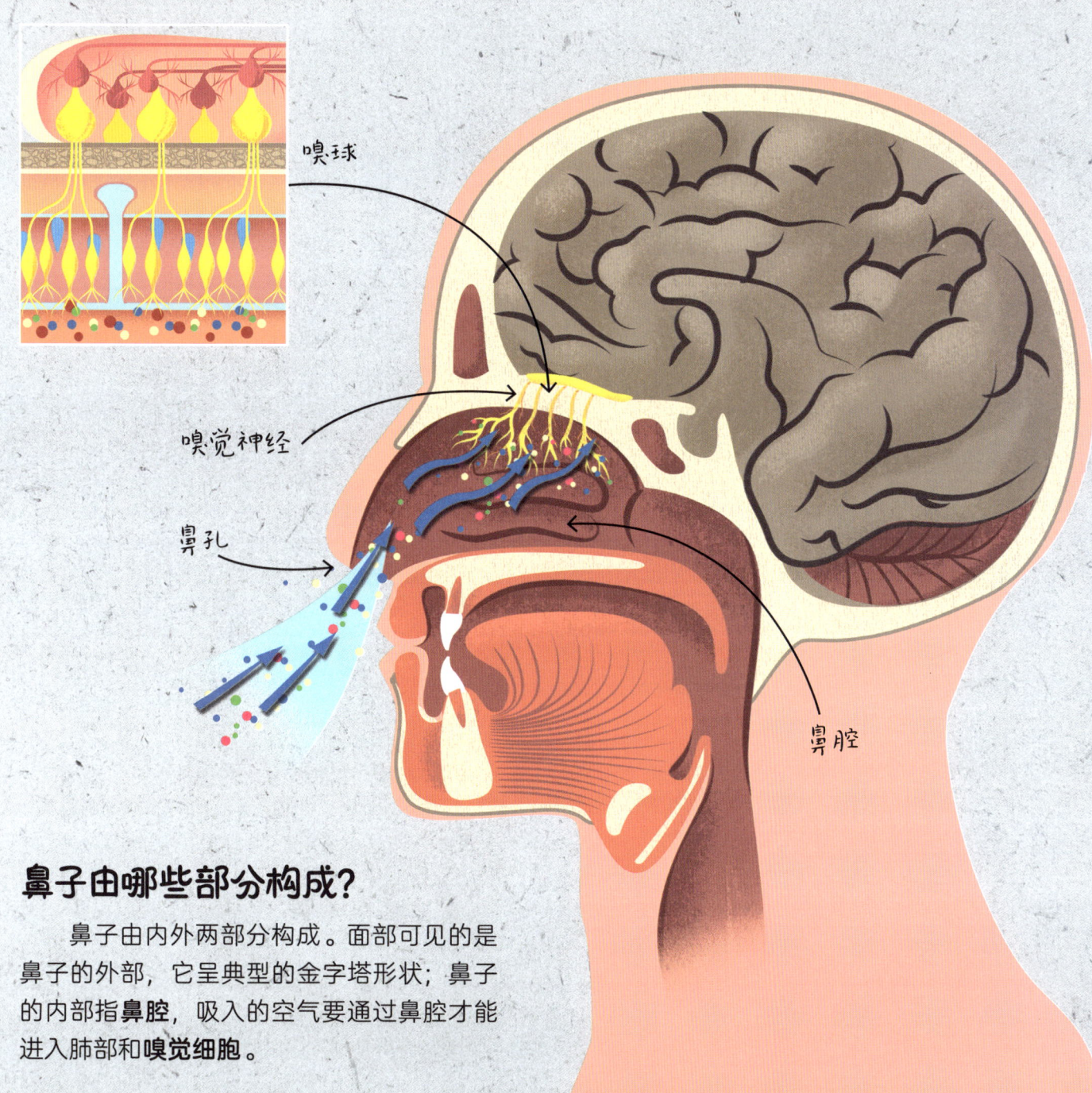

鼻子由哪些部分构成?

鼻子由内外两部分构成。面部可见的是鼻子的外部，它呈典型的金字塔形状；鼻子的内部指**鼻腔**，吸入的空气要通过鼻腔才能进入肺部和**嗅觉细胞**。

嘴巴和味觉

嘴巴是我们经常使用到的器官：我们用嘴说话、微笑和吃东西，还通过味觉来品尝美食。和脸部的其他部位一样，嘴巴也是一个很棒的沟通工具。与此同时，我们也用它来吃饭！

嘴巴由哪些部分构成？

口腔由**两个牙弓**支撑着（以**嘴唇**为界，上面的一个牙弓称为**上颌**，下面的一个称为**下颌**）。口腔还包含**上颚**、**舌头和悬雍垂**，悬雍垂是口腔后部的一个柔软结构，与发音过程有关。

当喉部发出声音时，嘴巴充当着声音的共鸣板，**喉部**是位于咽部和气管之间的颈部器官。有不同的肌肉可以使嘴巴动起来：当我们微笑时，有十二块肌肉会收缩！

当我们吃东西时，我们把食物送进嘴里，牙齿先咀嚼它们，然后**唾液**再进一步分解，从而使食物在**消化**功能中得到初步的分解。**舌头**用来移动嘴里的食物，以及吞咽食物，舌头还会捕获到食物中的一些化学物质，并将有关**食物的滋味**传递给大脑。舌头上有肌肉，这让舌头可以朝任何方向随意转动。

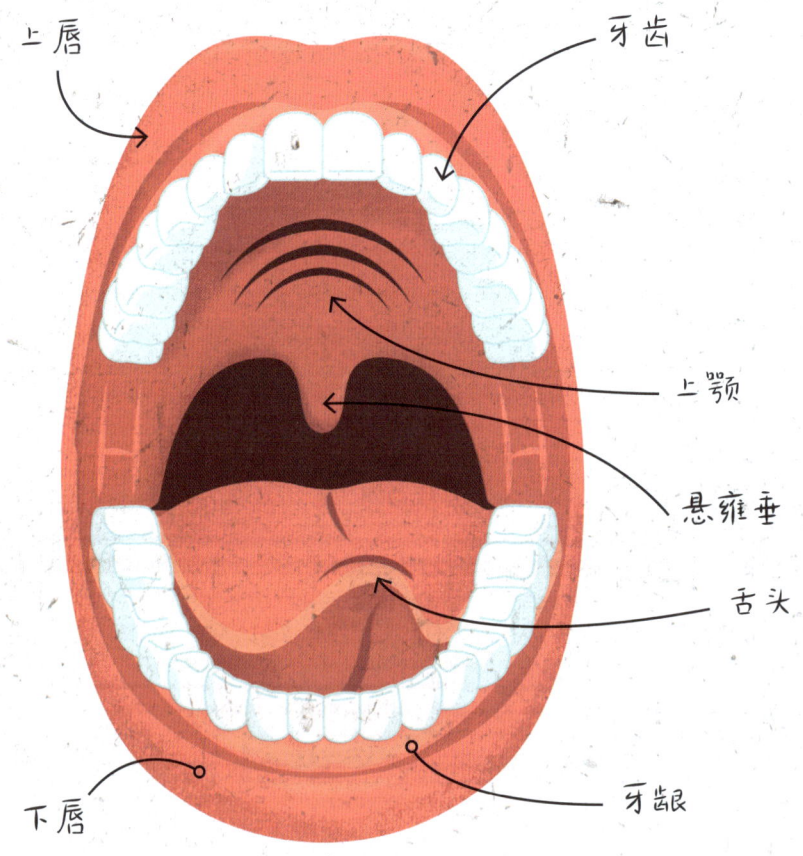

上唇　牙齿　上颚　悬雍垂　舌头　下唇　牙龈

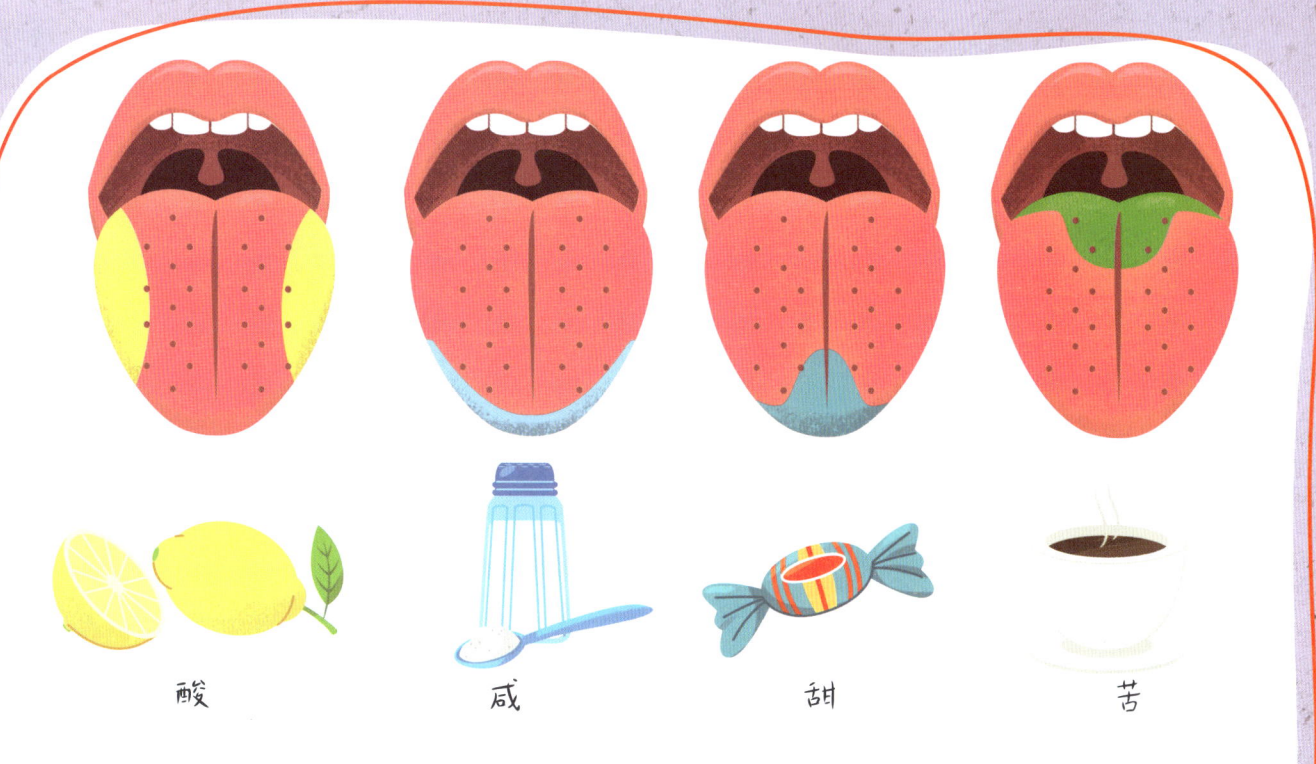

我们是如何感知味道的？

感受味觉的**感受器**叫作"**味蕾**"，是位于舌头上的结构，它们可以识别出食物的滋味。

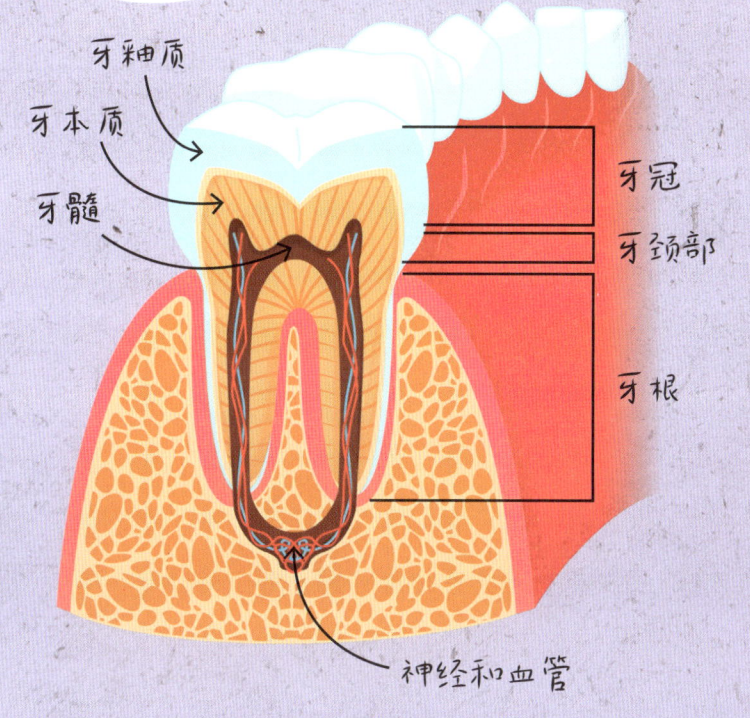

牙齿由什么构成？

牙齿位于骨腔（牙槽骨）中，可以分为三部分：**牙冠**（上部），**牙颈部**（在牙龈边缘）和**牙根**（位于牙龈下方并插入牙槽骨中的部分）。牙齿中存在不同的组织：内部柔软的组织称为**牙髓**，外部坚硬的组织称为**牙釉质**。成年人有 32 颗牙齿：8 颗切牙，4 颗尖牙，8 颗前磨牙和 12 颗磨牙。

心脏

在人体胸部，有一个非常重要的器官——心脏，它是人体的发动机。心血管系统的功能仰赖于它，要是没有心脏不懈地努力工作，我们就无法活下去！心脏是持续供血的泵，它使携氧的血细胞在我们全身上下不停地循环流动。

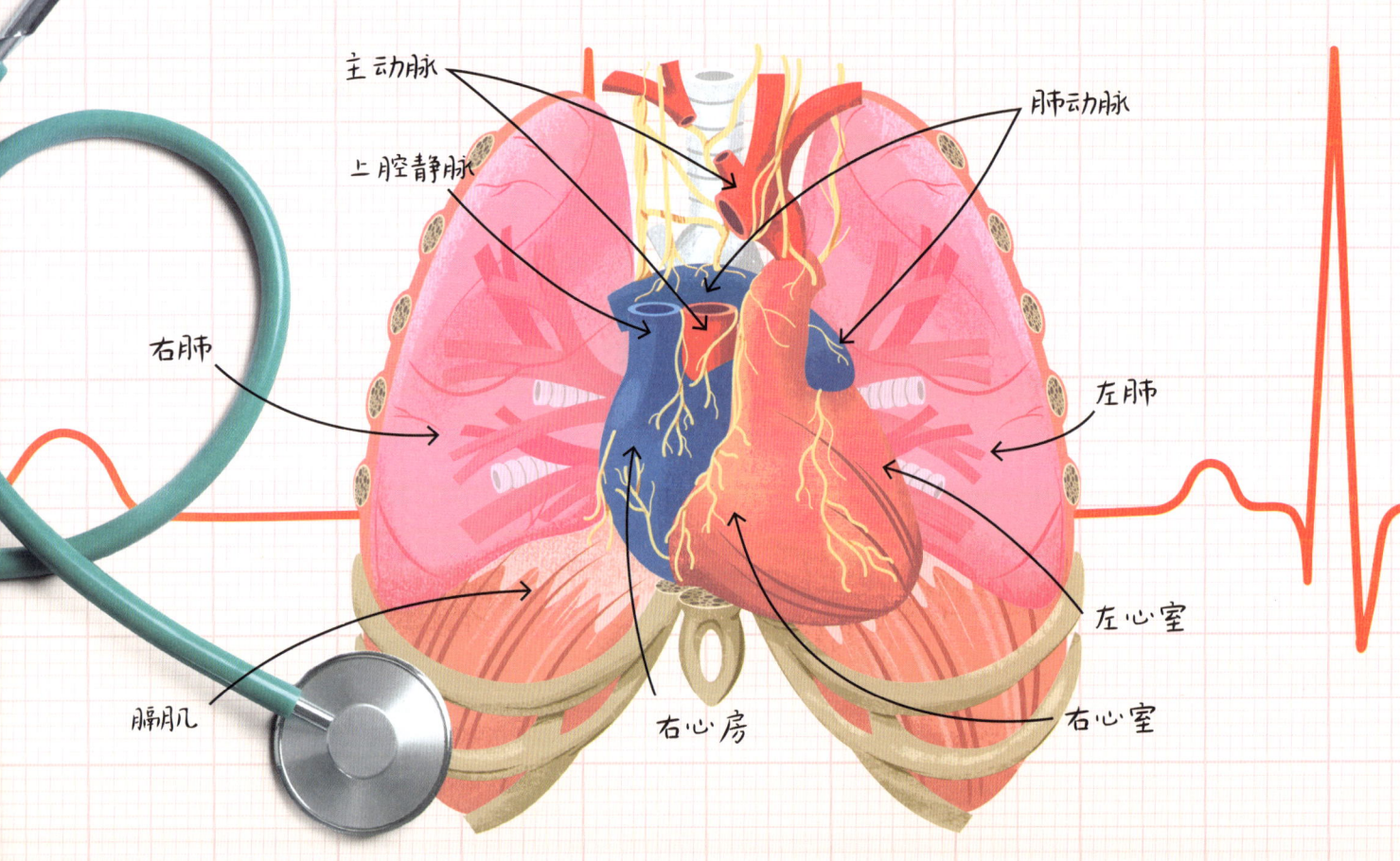

心脏由哪些部分构成？

心脏是一块成人拳头大小的**肌肉**。它位于肺部和胸骨后方之间，部分受胸腔的保护。它的肌肉组织是**非自主**运作的，这意味着它不受意志支配（即使在我们睡觉的时候也是这样！）。心脏肌肉称为**心肌**，其内部衬有一层膜，叫作**心内膜**，外部衬有**心包膜**。在心脏内部，又分为**左右两半**，每半都有两个腔室。上面的腔室称为**心房**，下面的腔室称为**心室**。

心脏是如何运作的？

心脏的工作是从身体中"**收集**"**富含二氧化碳的血液**——多亏了呼吸产生的氧合作用——并**将其"净化"后再返回**各个器官和组织。心脏瓣膜控制着心脏和血管之间的血液流动方向。与心脏相通的血管主要有：**下腔静脉**和**上腔静脉**，它们将载有二氧化碳的血液从各器官输送到心脏；**肺动脉**在心脏和肺部之间传输血液；**主动脉**会重新将含氧的血液分配给各个器官。

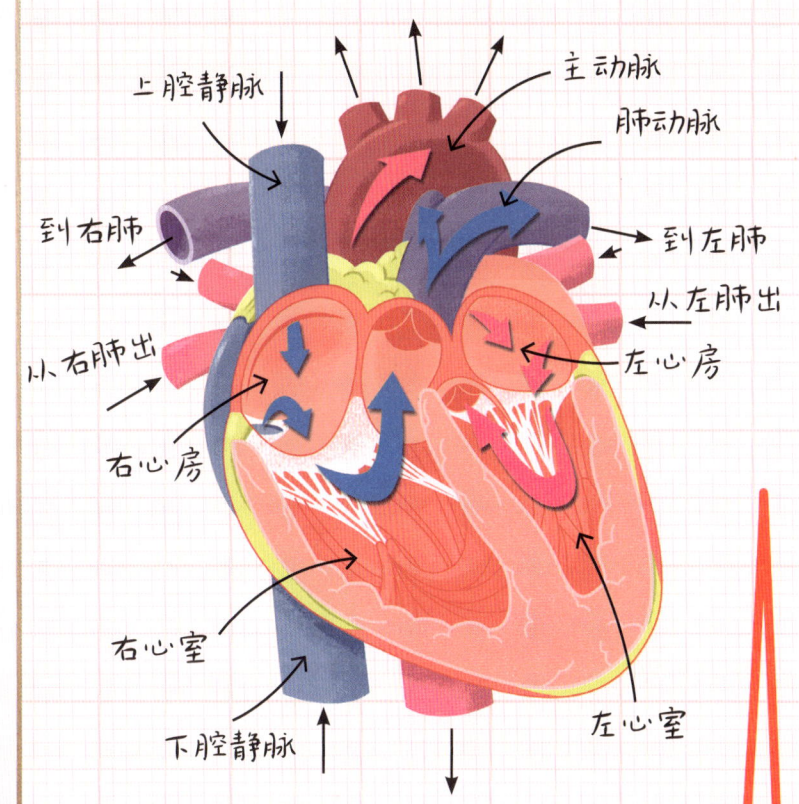

在心脏内部的瓣膜控制着心房和心室之间的血液流动方向。

心脏通过交替的肌肉收缩（**收缩期**）和肌肉松弛（**舒张期**）来泵送血液。

在心脏舒张期间，心房和心室会扩大并充满血液；在收缩期间，它们会收缩并排空血液。这个**心动周期**使血液得以循环，并将血液从心脏传输到血管，反之亦然，即将血管中的血液传输给心脏。

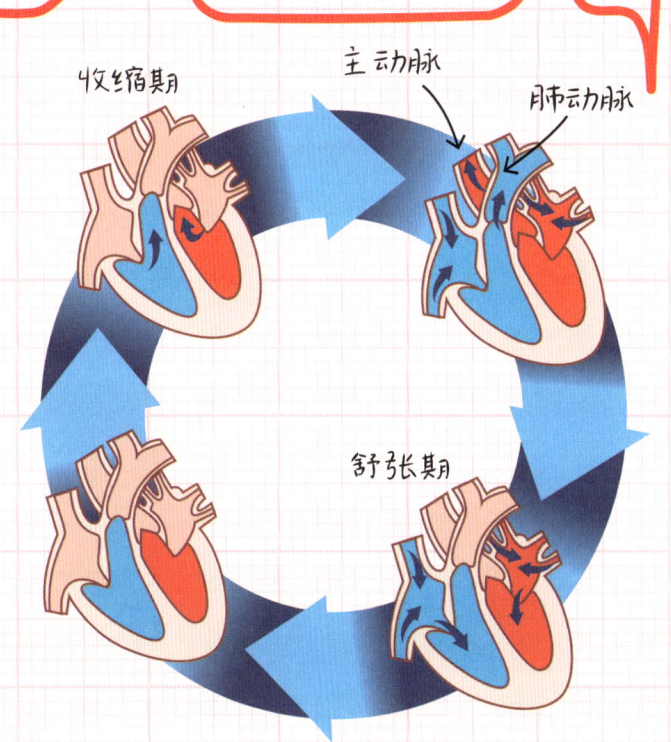

血液和人体循环系统

人体循环系统的器官和血管是一个相互连接的系统,它能让血液传输到我们人体的各个部位。血液将氧气、激素和血细胞带到人体的各个部位,从而确保这些部位能够存活下去。

血液循环系统由哪些部分组成?

血液循环系统装置是由心脏、动脉、静脉、毛细血管以及血液一起组成的。它是一个**封闭的系统装置**,在这个系统装置中,虽然血液在不断循环流动,但它永远都不会离开身体的各个器官。

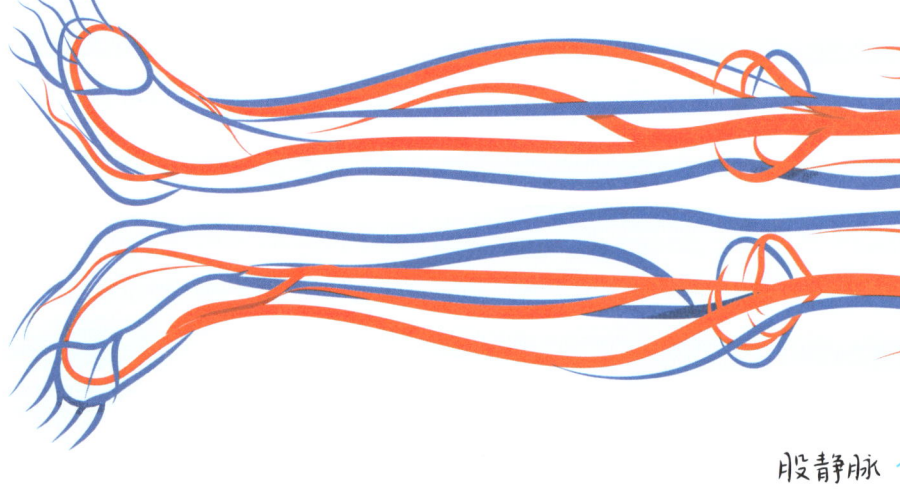

股动脉

股静脉

所有的血管都是一样的吗?

不一样!如果血管是将血液从心脏输送到器官,则被称为**动脉血管**;如果它们沿着相反的路径输送,即从各个器官输送血液到心脏,则被称作**静脉血管**。**毛细血管**在动脉和静脉的末端发育,它们非常细,管壁很薄。动脉和静脉具有一定的**伸缩弹性**。它们由允许**收缩**和**扩张**的重叠层细胞和肌肉细胞组成。

血液的成分是什么?

血液中含有一系列悬浮在**血浆**中的**小细胞**,它们分别是:**红细胞**,在骨髓中产生,通过其内称为血红蛋白的蛋白质运输氧气;**白细胞**,主要形成抗体来消灭细菌、病毒和真菌等病原体,从而维系身体的健康;**血小板**,用来阻止血液从伤口流出的小颗粒,这一阻止出血的过程又称为凝血。一个成年人平均拥有 5 到 6 升的血液!

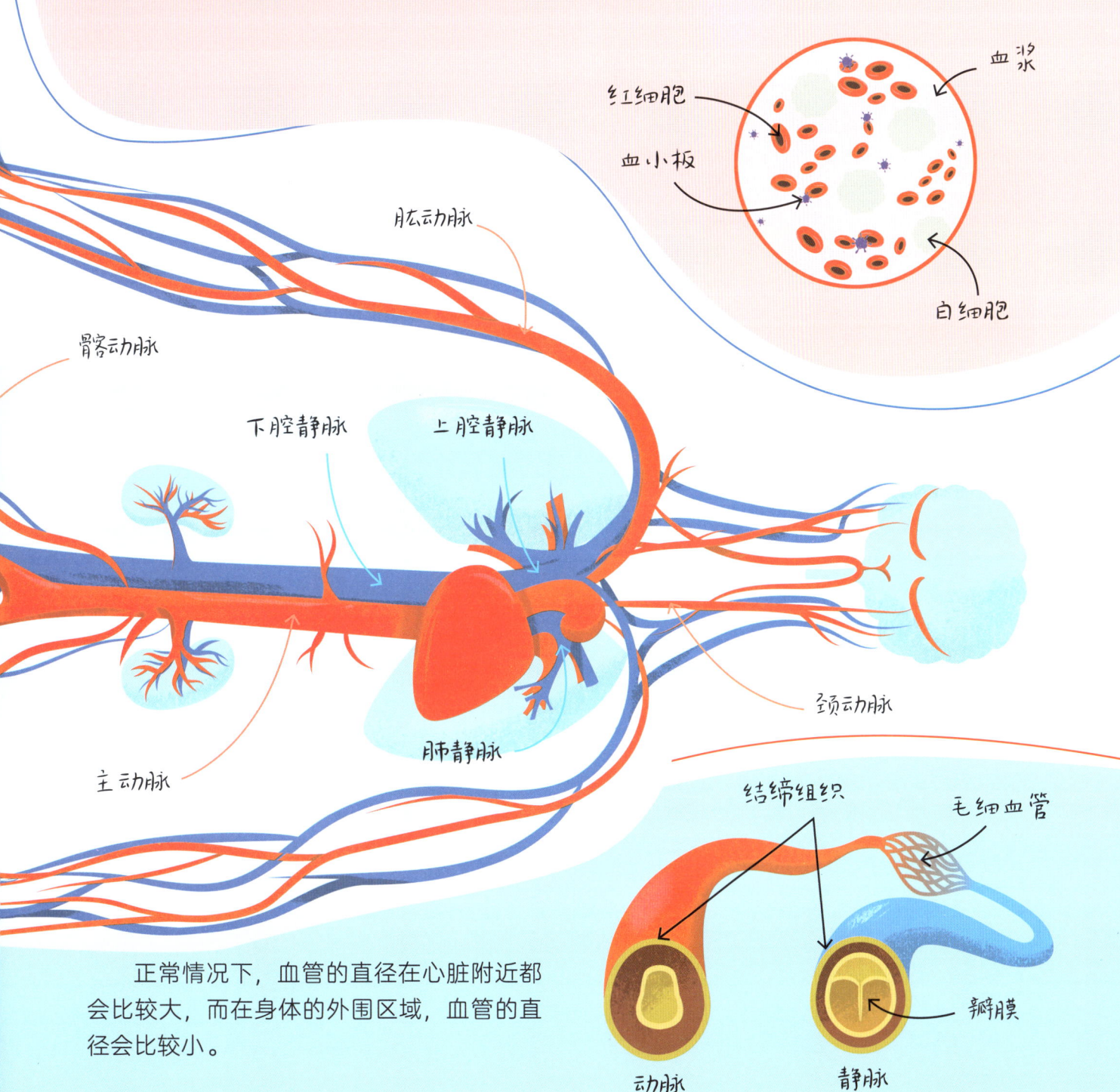

正常情况下,血管的直径在心脏附近都会比较大,而在身体的外围区域,血管的直径会比较小。

呼吸系统

多亏了呼吸系统，我们才能够呼吸。呼吸系统能够为我们的身体供氧并保持重要机体功能的活跃。当我们吸气和呼气时，身体具体会发生什么变化呢？

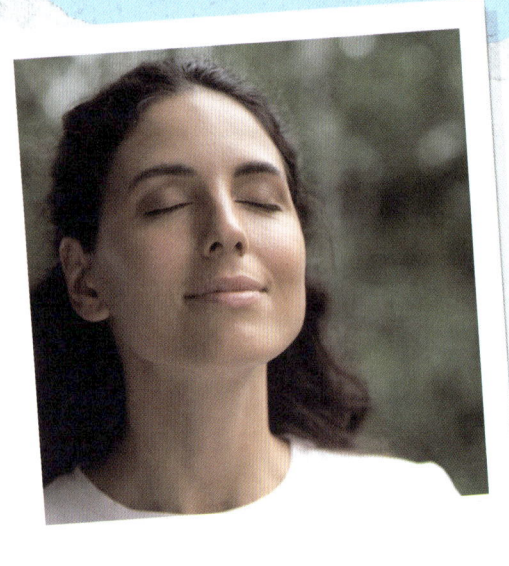

"呼吸"是什么意思？

简单的定义："呼吸"是指通过鼻子或嘴巴（即用肺部呼吸）将**空气吸入或排出**身体。

具体地说，呼吸还包括发生在血液水平的**一整个气体交换机制**。事实上，我们的身体要**吸收氧气**（空气中的一种化学物质）并**排出二氧化碳**（一种废气）。

呼吸是非自主的吗？

是的，原则上它是一种由无意识控制的**自动机制**。这就是为什么我们即使在睡眠中也能继续呼吸。然而**我们也可以部分控制呼吸过程**。我们能够加快或减慢我们的呼吸，例如在给气球吹气或吹灭蜡烛时。呼吸时需要用到的肌肉之一是**膈肌**，它会积极参与肺部的充气和排气，对此，我们可以部分控制。

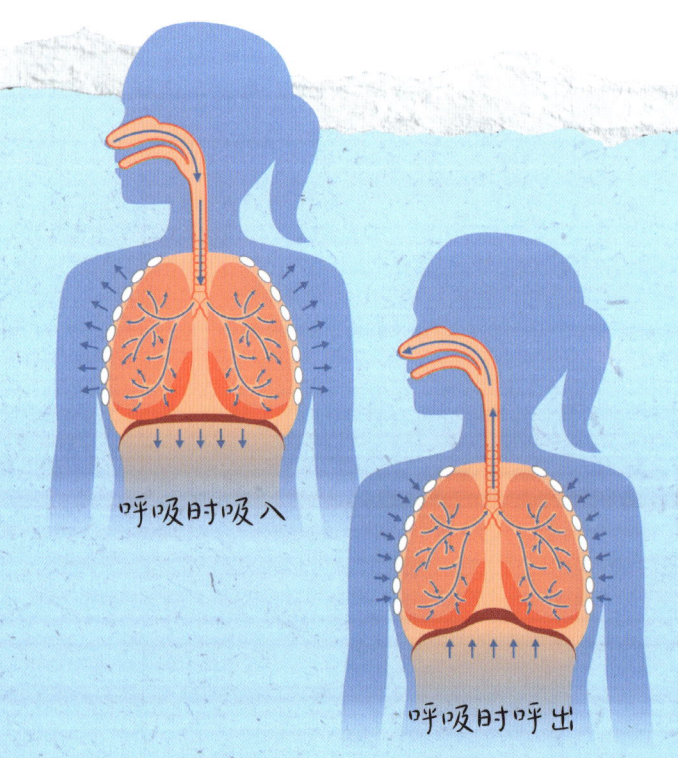

呼吸时吸入

呼吸时呼出

呼吸装置由哪些部分构成？

空气从**鼻子**通过鼻孔进入两段通道，分别是**咽**和**喉**。喉连接气管，气管分叉成两个分支，连接到**支气管**。支气管是圆柱形的管道，它们会将空气输送到被称为**细支气管**的更小分支。

细支气管的末端是鼓胀的**肺泡**，通过肺泡壁，气体的交换与**血液**交换同步进行。这个过程由肺部控制，**肺部**接收来自心脏的富含二氧化碳的血液，并在将其输送回心脏前进行"清洁"。

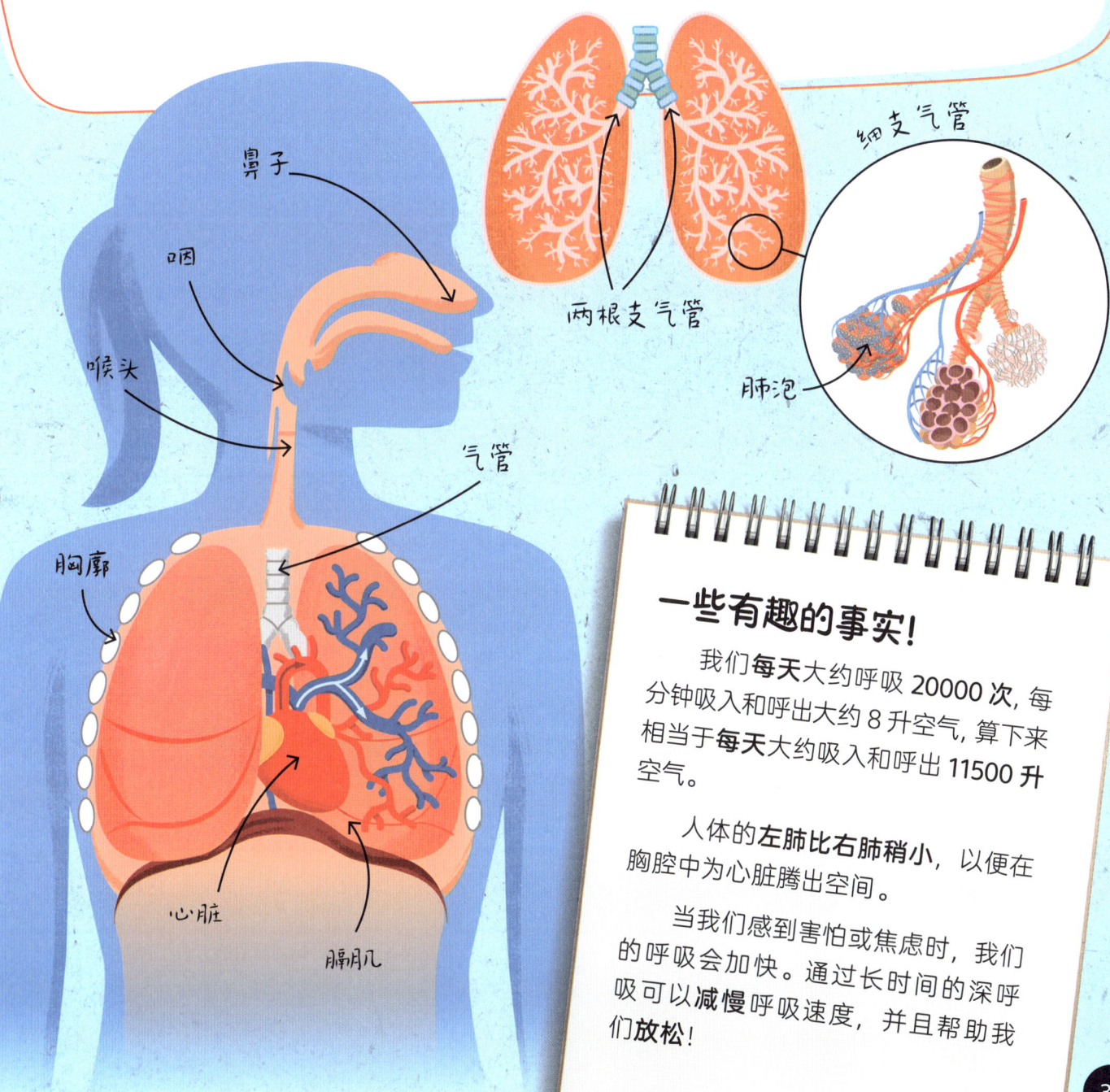

一些有趣的事实！

我们**每天**大约呼吸 **20000 次**，每分钟吸入和呼出大约 8 升空气，算下来相当于**每天**大约吸入和呼出 **11500 升**空气。

人体的**左肺比右肺稍小**，以便在胸腔中为心脏腾出空间。

当我们感到害怕或焦虑时，我们的呼吸会加快。通过长时间的深呼吸可以**减慢**呼吸速度，并且帮助我们**放松**！

消化系统

消化系统有一项非常重要的任务：接收食物，将其消化，并吸收维持我们身体功能所必须的营养。不吃不喝的话，我们也就无法生存！

消化系统由哪些部分构成？

消化道从**嘴巴**开始，食物在这里被摄入和咀嚼。当我们吞咽食物时，食物会下降到一个叫作**食管**的地方，接着会抵达**胃部**，胃部的**蠕动**有助于胃液的工作，胃液用**酸**和**酶**来"溶解"食物。接着消化过程在**肠道**中还会继续进行，人体的肠道分为**小肠**和**大肠**，它们将经过的营养物质传送和消化吸收到血液中。消化过程最终以人体排泄废弃物的形式告终。

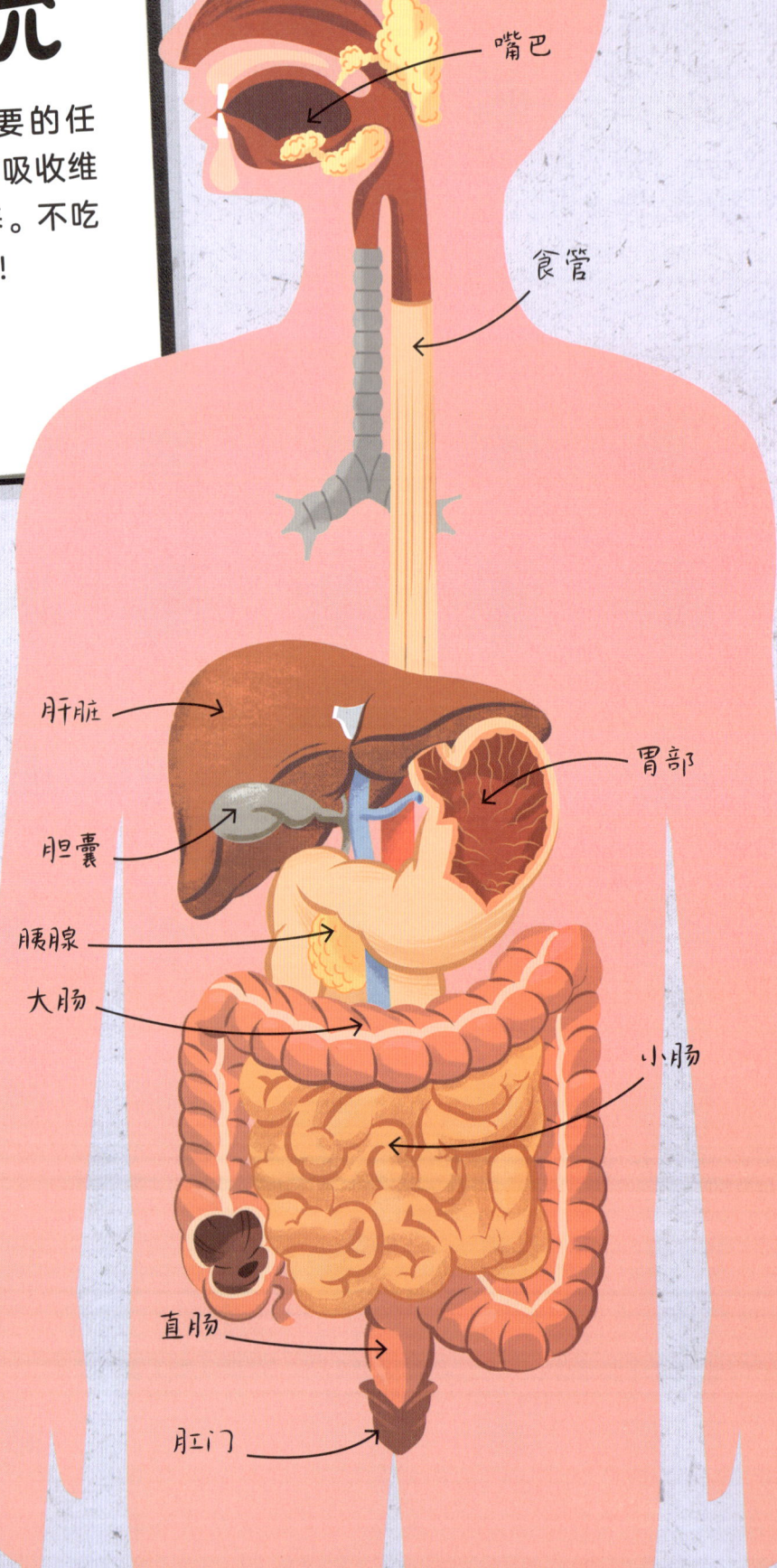

嘴巴
食管
肝脏
胃部
胆囊
胰腺
大肠
小肠
直肠
肛门

消化需要多长时间？

消化是指将食物转化为更**简单的化学分子**。在胃中，常量营养素（如**碳水化合物、蛋白质、脂肪**）被分解成更为简单的化学分子，然后再被仔细"筛选"并转化为能量。**肝脏**也会参与消化过程，通过产生一种叫作**胆汁**的绿色液体，用于促进不同维生素的吸收；此外，胰腺在消化过程中会产生关键的**消化酶**。平均来说，一顿正常的饭在胃里的消化时间大约是 3 到 4 小时。

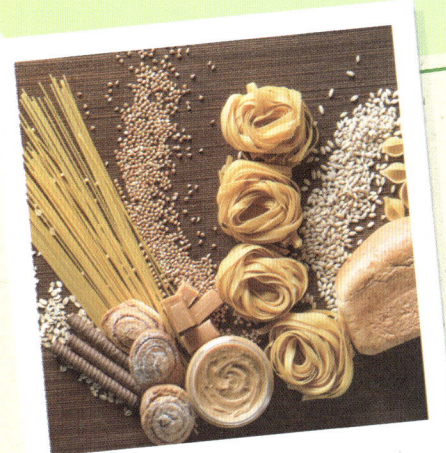
碳水化合物

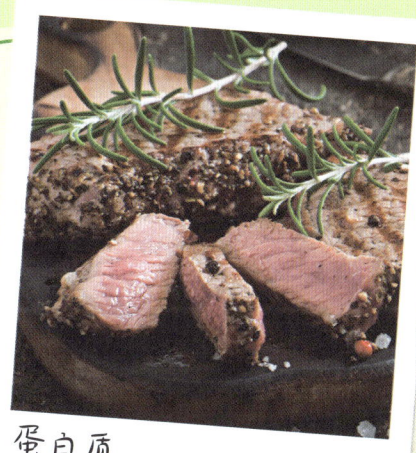
蛋白质

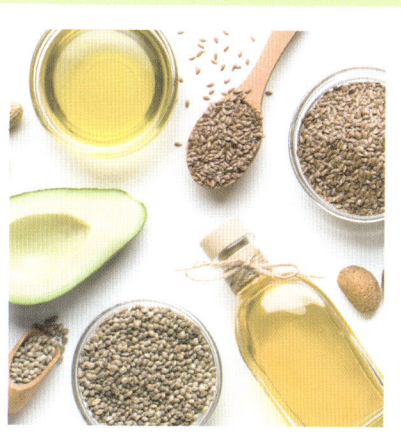
脂肪

人体如何排泄废弃物？

按照排泄系统来说，"排泄"就是"清除并排出"的意思。人体的主要排泄器官是**肾脏**，它们的形状像两个大豆子，起到净化血液的过滤器的作用。排泄从肾脏开始，经由两个通道，即**输尿管**连接到**膀胱**，膀胱是一个形状很像袋子的器官。尿液是一种含有人体废弃物的液体，它会被收集在膀胱中，最后通过被称作**尿道**的地方排出人体外。

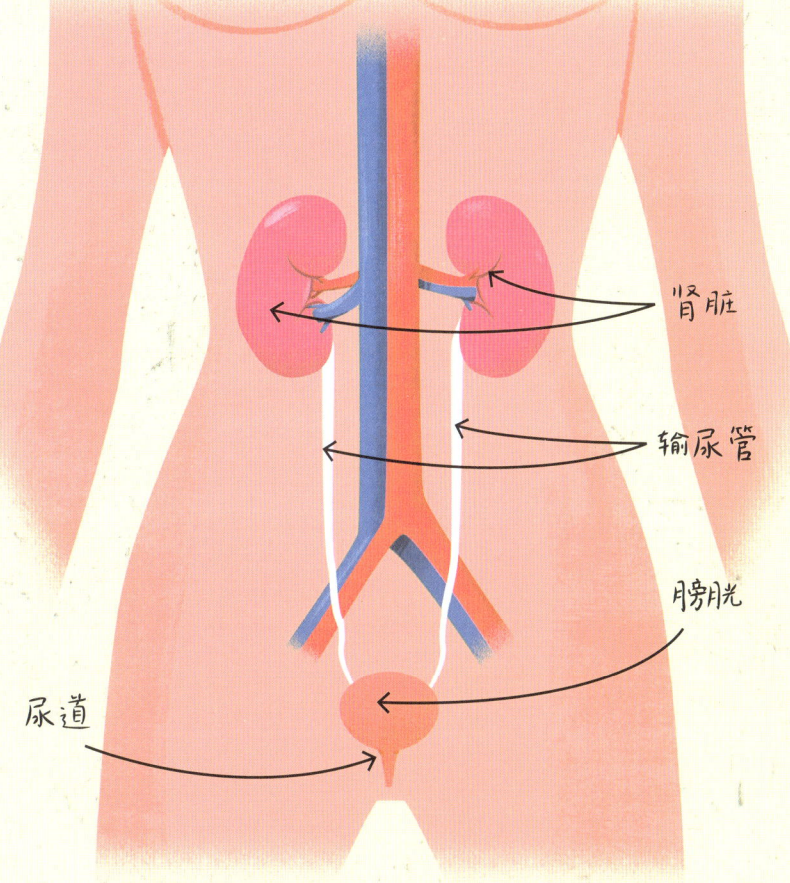

大脑

我们身体真正的操作中心位于头部,它就是大脑。大脑是人体这一有机体中最复杂也是最发达的器官,它也是最能体现我们不同于其他动物的重要器官。在大脑内部,各种脑部结构与身体协同交流,并控制身体的各种活动,包括非自主活动和自主活动。

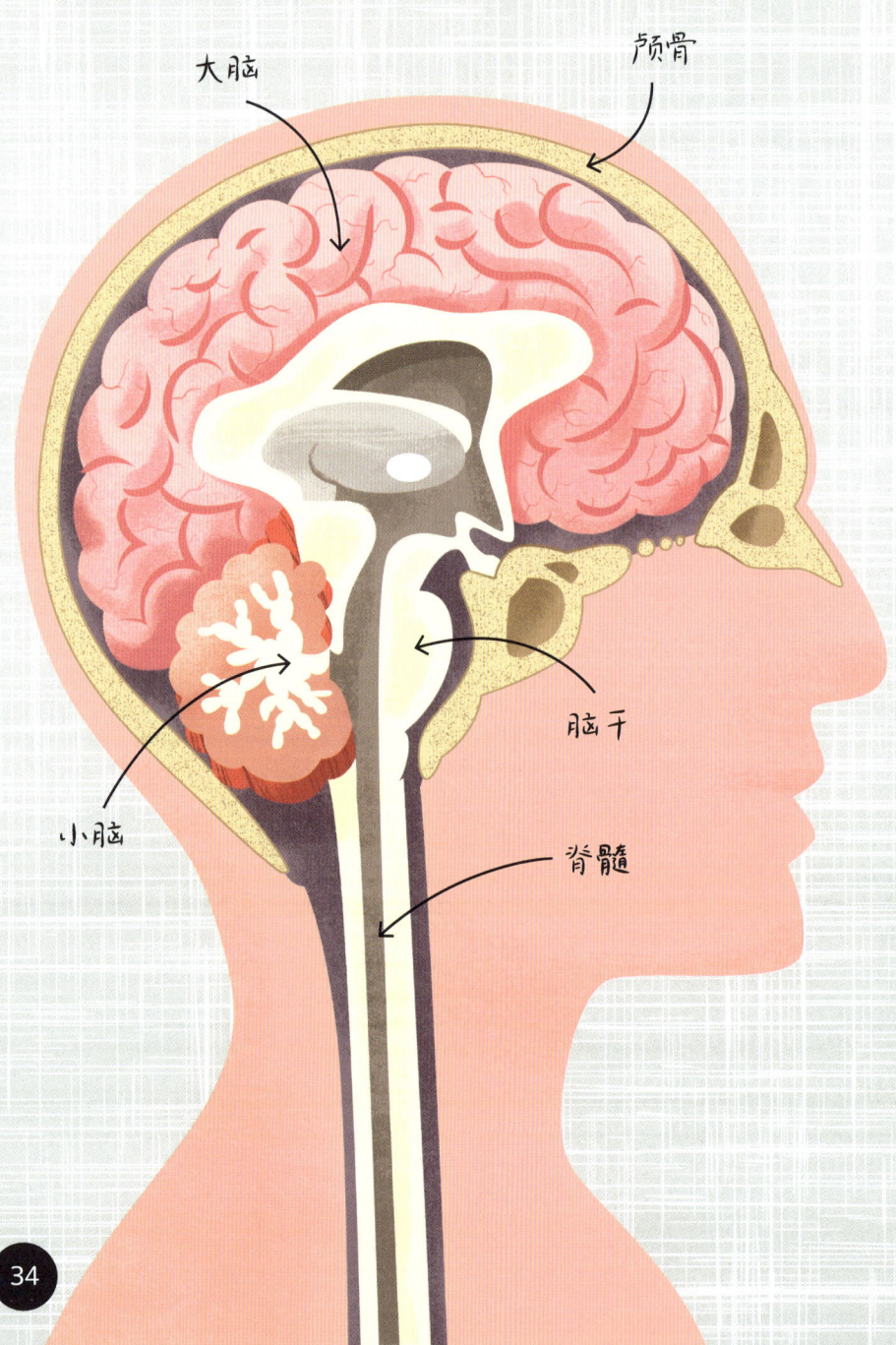

大脑是由什么构成的?

我们所谓的"大脑"只是一个更大的**脑部整体**的一部分,它的质量约1.5千克。位于**颅骨**,或者说头骨(保护大脑的骨骼结构)内的脑部整体,由**大脑**、**小脑和脑干**组成。大脑在脑部整体中所占的质量最大,它可以分为**两个半脑**:左脑和右脑。它们主要负责**加工处理**来自外部的**刺激**并调节逻辑推理能力和**感觉**。位于大脑正下方的小脑协调着人体的动作和注意力。最后,脑干将大脑和小脑与**脊髓**相连接,并控制各种**非自主**功能,例如呼吸、心跳和消化。

为什么大脑看起来像一颗大核桃?

大脑皮层是左右脑最外层的覆盖,它包含许多神经细胞,即神经元。该皮层呈灰色,因此又被称为**灰质**。在其内部,有**轴突**发育,它们是神经元的延伸部分,进而形成**白质**。大脑弯弯曲曲的表面看起来很像一颗核桃,这种弯曲表面是为了增加大脑皮层的表面积:每个凸起部分(称为**脑回**)和凹槽部分(叫作**脑沟**)能容纳更多新神经元。

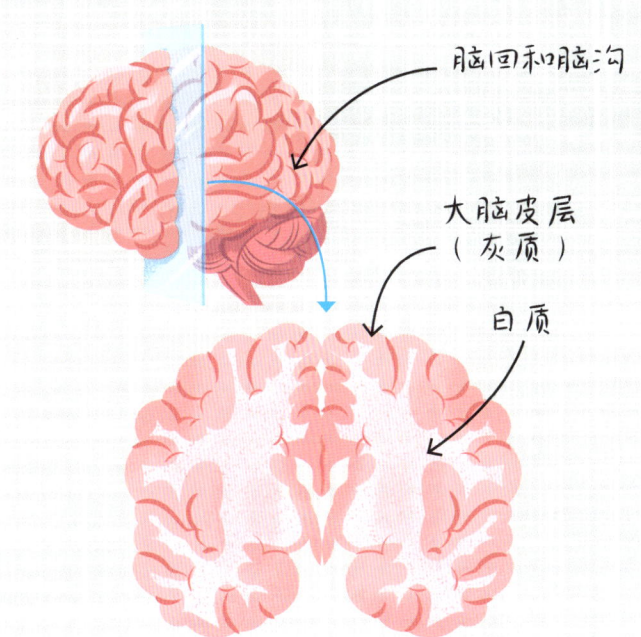

脑回和脑沟
大脑皮层（灰质）
白质

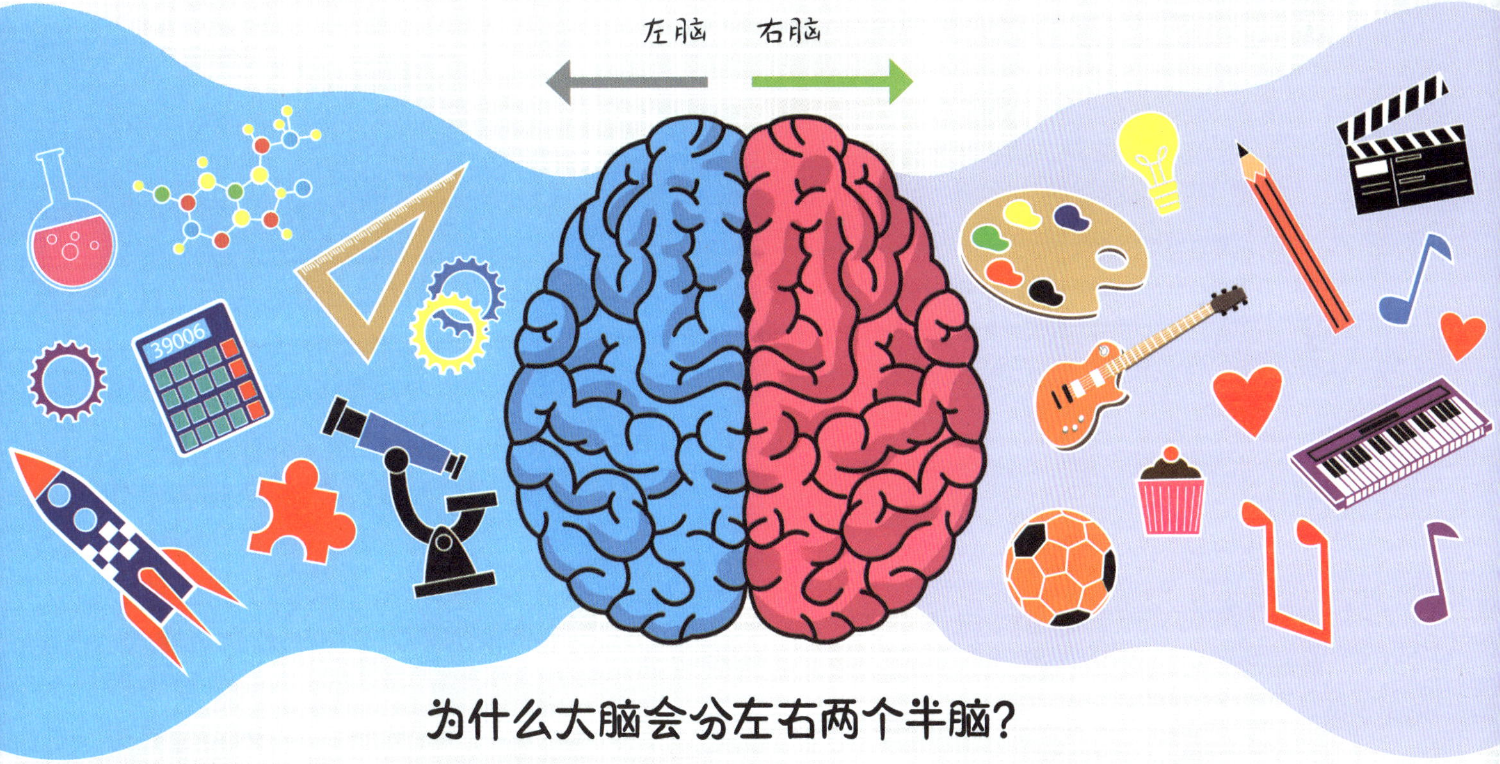

为什么大脑会分左右两个半脑?

左脑　右脑

大脑分为左右两个半脑,每个半脑都会控制身体的相反部分,就像一种**镜像**一样:右脑控制身体的左侧,而左脑控制着身体的右侧。此外每个半脑都有"任务"要执行:左脑调节**语言**、**推理**以及书写和计算的能力;而右脑则影响更具**艺术性和创造性**的活动,例如绘画、音乐和直觉思维。其他的功能则由大脑的四个**叶**来共同作用,分别是:额叶、顶叶、枕叶和颞叶。

语言和情绪情感

对人类来说，说话、涂鸦、笑和哭都是本能……我们会在成长过程中学习到新事物并发展出相应能力，但是我们所拥有的某些技能和感觉是与生俱来的！那么大脑是如何处理如此多样的刺激和信息的呢？

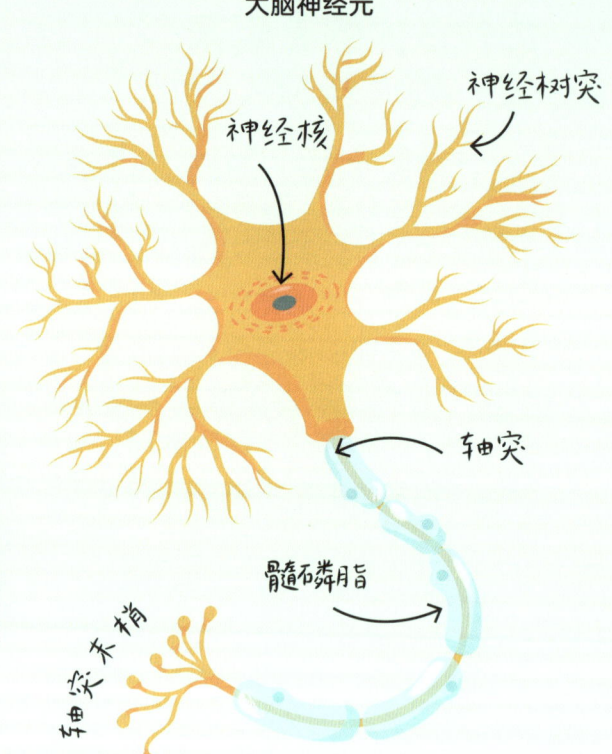

大脑神经元：神经核、神经树突、轴突、髓磷脂鞘、轴突末梢

大脑是怎样工作的？

大脑的特殊细胞叫作**神经元**，它能够收集、处理和传递神经冲动。神经元由一个神经核和一系列称为**神经树突**的分支组成，负责接收传入大脑的信息。神经元有一个大的分支叫作**轴突**，它将电子脉冲从神经元细胞中引导出去。神经元之间通过**突触**进行沟通交流，即一个神经元在轴突末梢释放出化学物质（也叫**神经递质**）并将其传输给下一个神经元。

我们是怎样学习如此多的事情的？

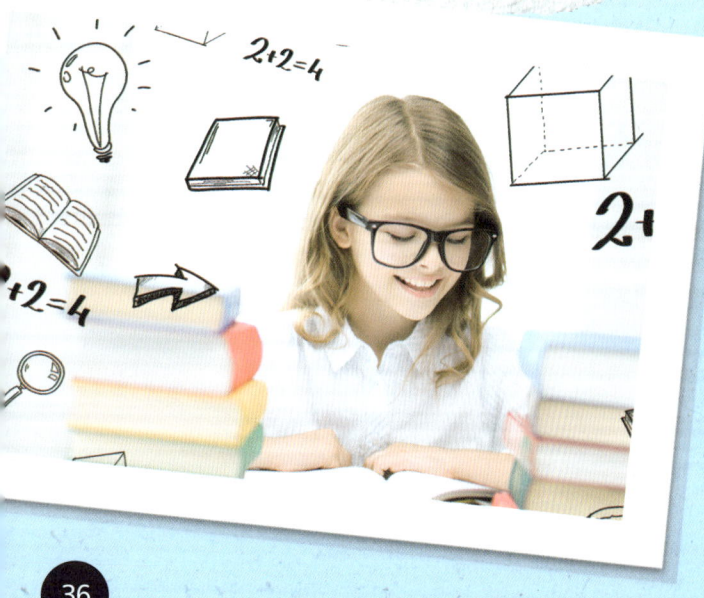

每当信息进入大脑，经过**无数的突触**，都会创建一条"路径"。等下次我们再加工处理这些信息时，这条路径轨迹就会被追溯，因此学到的信息会进一步得到**强化**，这便是我们学习的基础。例如学习一门外语时，你只需要通过**不断练习**就能掌握它；又或者在记住一串数字时，你可以通过多**重复**几次将它们"烙印"在记忆中。

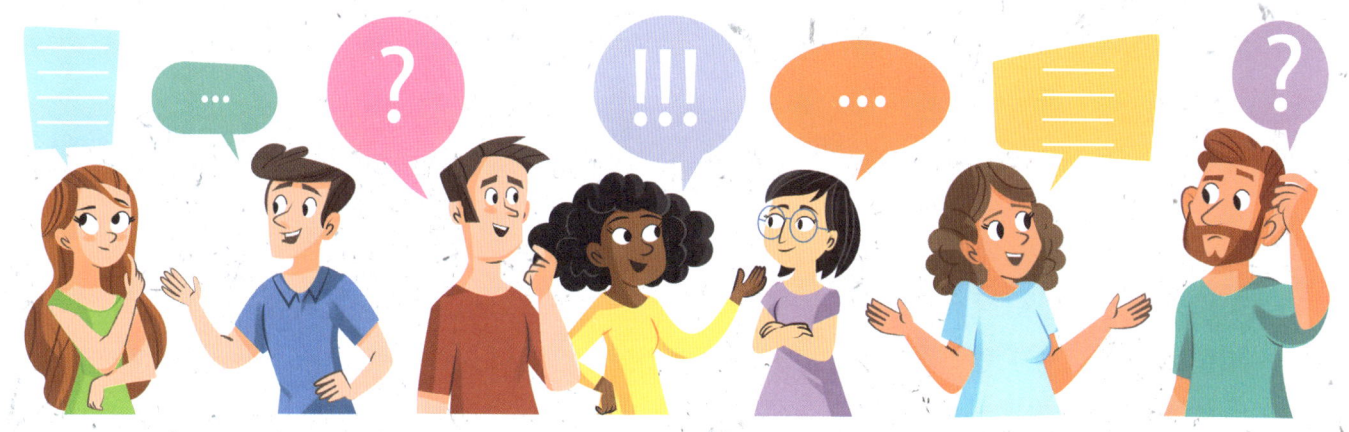

我们人类如何沟通交流？

人类的语言是**极为复杂**的，语言是最能将我们与其他动物区分开的特征之一。我们人类能够以**自主自愿**和**有意**的方式互相交流和表达情感，以及谈论梦想、计划未来和回忆过去。语言处理发生在额叶中被称为布洛卡（它负责产生语言）的区域和在颞叶中被称为韦尼克（理解语言的区域）的区域。大脑也会与**喉部**、**舌头**和控制发音的所有肌肉一道密切合作。然而人类的沟通交流不仅仅有语言交流，**面部表情**、**眼球的运动**和**肢体动作**也都能发出交流的信号。人类光是**面部肌肉**就有36块，这让我们能够微笑、大笑和形成上千种不同的面部表情！

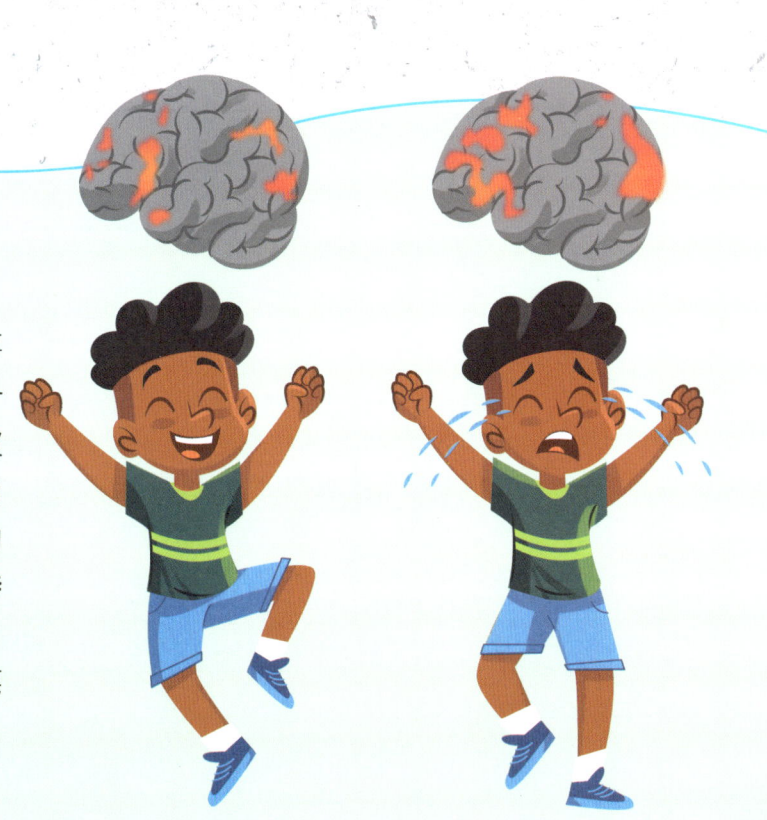

我们为什么会产生情绪？

情绪是身体对我们周围所发生的事情表达出的一种**心理**和**生理化反应**。一般认为，情绪和情感是由位于颞叶的被叫作**边缘系统**的大脑区域所控制。每当我们体验到一种情绪时，大脑中不同的神经细胞就会被激活，并创建出一种**特定的神经模式**。人类共通的**情绪**主要有：愤怒、恐惧、悲伤、喜悦、惊讶、轻蔑和厌恶。

神经系统

要想控制人体这一有机体,大脑是无法单独完成这项任务的。它还需要来自不同器官和结构的协同合作,这些器官和结构能够在身体的不同部位之间传递信号,并能够协调自主和非自主的动作。这就是人体的神经系统所承担的任务!

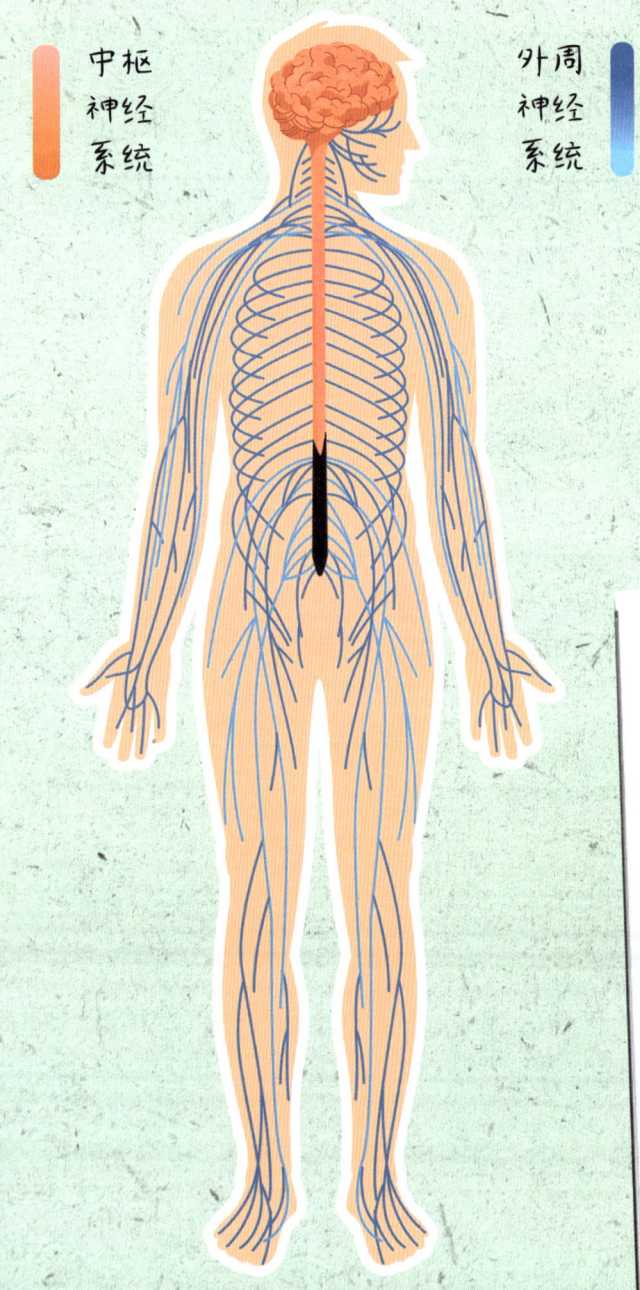

中枢神经系统

外周神经系统

为什么大脑会不够用——不能够完全控制身体?

大脑是身体的操作中心,为了让信息抵达所有的器官,身体需要有传输的"**通道**"——神经系统。神经系统就像电缆一样在工作!神经系统可分为两个部分:**中枢神经系统**,主要由大脑和脊髓组成;**外周神经系统**,它由神经(即从一组神经元中分支出来的轴突束)组成。

神经系统是如何工作的?

大脑处理的信息传递给**脊髓**,脊髓将这些信息**传送**到身体的其他部位,并将其传送给神经进行交流。通过这些向各个方向**分支出去**的神经结构,信号就可以到达人体的各个器官、腺体和肌肉,并能**刺激行动**。如果动作是自主自愿的,那么它来自**躯体神经系统**;如果动作是不自觉、非自主的,那它就来自**自主神经系统**。

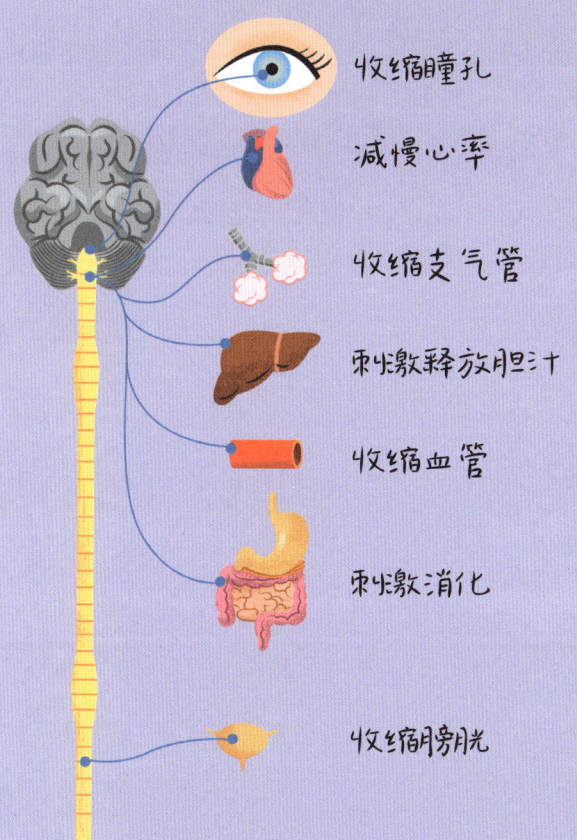
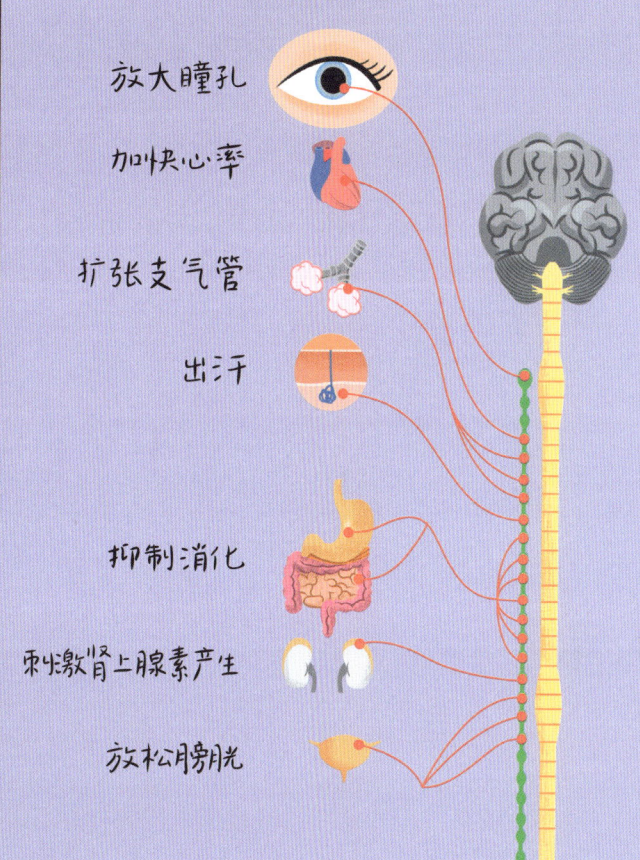

如何划分神经系统各部分的职能？

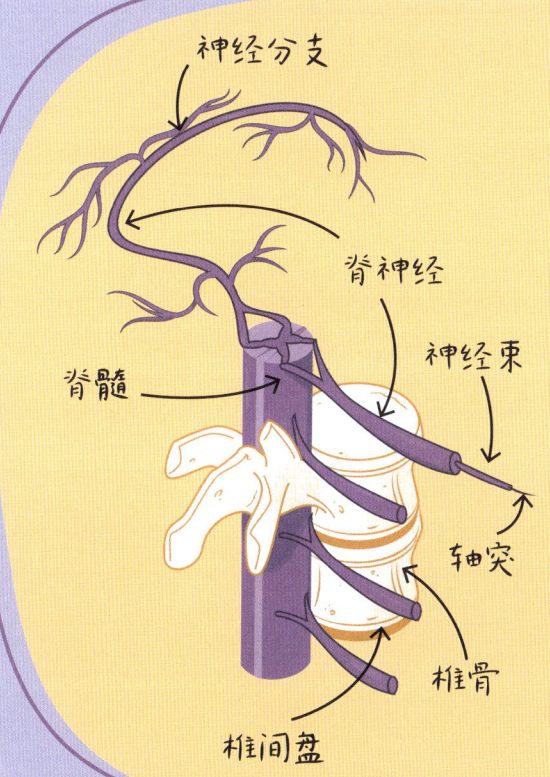

刺激由**交感神经系统**和**副交感神经系统**控制。**交感神经系统**始于脊髓，它是我们**最本能**和**最原始**的"**大脑**"：它能刺激心脏，扩张支气管，抑制消化，并且从本质上讲，它可以让身体在面对外部刺激时做好**战斗或逃避**的准备。而另一方面，副交感神经系统位于中枢神经系统的末端（在颅骨最底部和骶骨区域），它让我们的身体做好**吸收营养**、**消化**、**睡眠和休息**的准备。这两个神经系统都非常"情绪化"。例如在我们感到害怕或焦虑时，我们的心跳和呼吸就会加快；如果我们感到放松，心跳则会减慢，比如我们在睡着时心跳就会变缓慢。

内分泌系统

这个系统调节睡眠、生长和血糖浓度等基本生理过程。在这个系统中起作用的是激素和蛋白质，它们的功能是"信使"，由分布在体内的特定腺体产生。

什么是腺体？

腺体是分泌（产生和释放）对身体有用的物质的一种器官。内分泌腺将**激素**直接分泌到血液中，而血液循环再将这些激素"输送"到身体的特定目标区域。

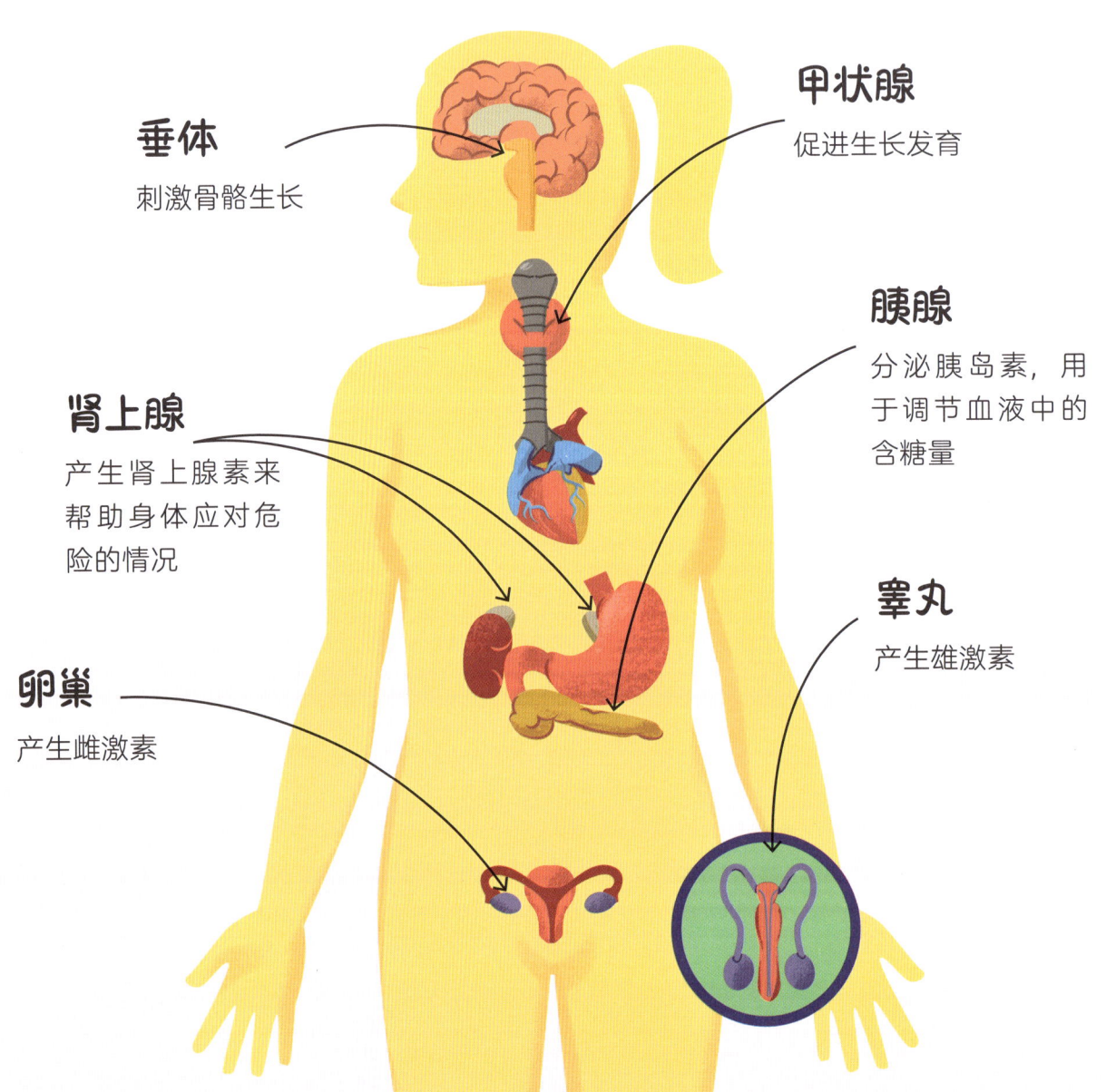

垂体
刺激骨骼生长

甲状腺
促进生长发育

胰腺
分泌胰岛素，用于调节血液中的含糖量

肾上腺
产生肾上腺素来帮助身体应对危险的情况

睾丸
产生雄激素

卵巢
产生雌激素

免疫系统

我们的身体总是会不断受到攻击：病毒、细菌、寄生虫和真菌都是对人体有潜在危险的病原体，它们都能使我们生病。但幸运的是，身体知道如何保护自己，而免疫系统的工作就是让身体保持健康。

我们如何预防和对抗疾病？

人体的免疫系统可以区分出属于身体自身（**内源性**）和外来（**外源性**）的东西，这样一来，免疫系统就会对抗原本不属于人体的东西——被称为**抗原**的一些物质。这就是一种**免疫反应**。**淋巴细胞**或**白细胞**是人体最重要的防御武器。它们会在血液中穿行，并产生**抗体**，消除掉受感染的细胞。抗体是一种蛋白质，它们会与入侵的抗原结合，并且能**中和外源性抗原**中那些具有潜在危害的**物质**。

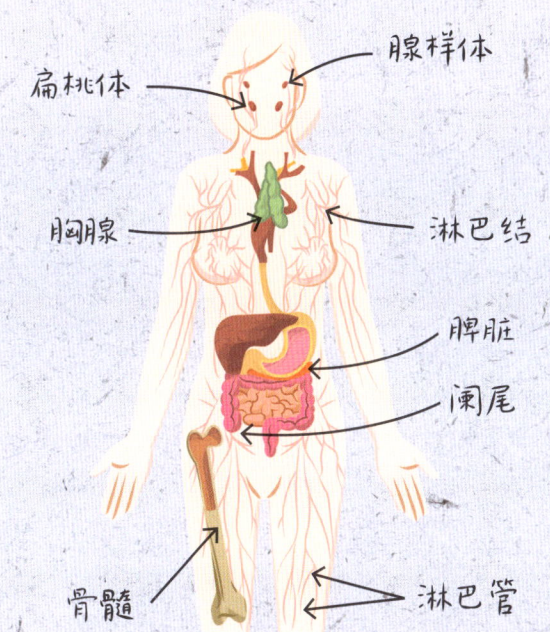

白细胞从何处而来？

淋巴细胞在构成免疫系统的器官（**淋巴器官**）中产生和繁殖。这些淋巴器官包括**骨髓、脾脏、淋巴结、扁桃体和阑尾**。这就是为什么当我们得流行性感冒时，能感觉到自己的淋巴结肿大了：此时的淋巴结正在努力地对抗病毒啊！

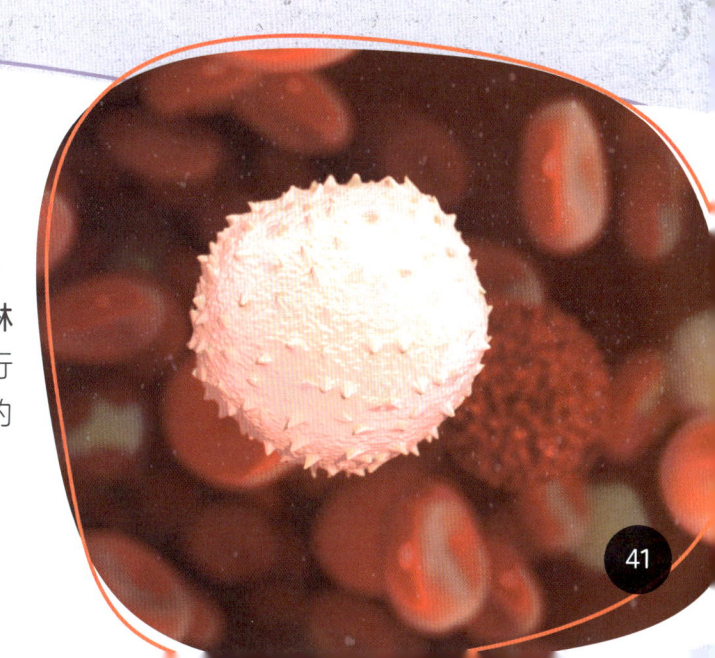

生殖系统

生殖系统对整个人类物种来说不可或缺，它使人类可以生殖繁衍、养育后代。

为什么男性和女性的生殖器不同？

男女的生殖系统不同，是因为每个性别都承担着不同的功能。为了生育繁殖，**异性的性细胞（配子）**必须结合在一起（两个同性的配子不会受精）。女性的生殖系统具有特殊的构造，它能使女性**怀孕**，也能让婴儿在女性的体内生长和发育。

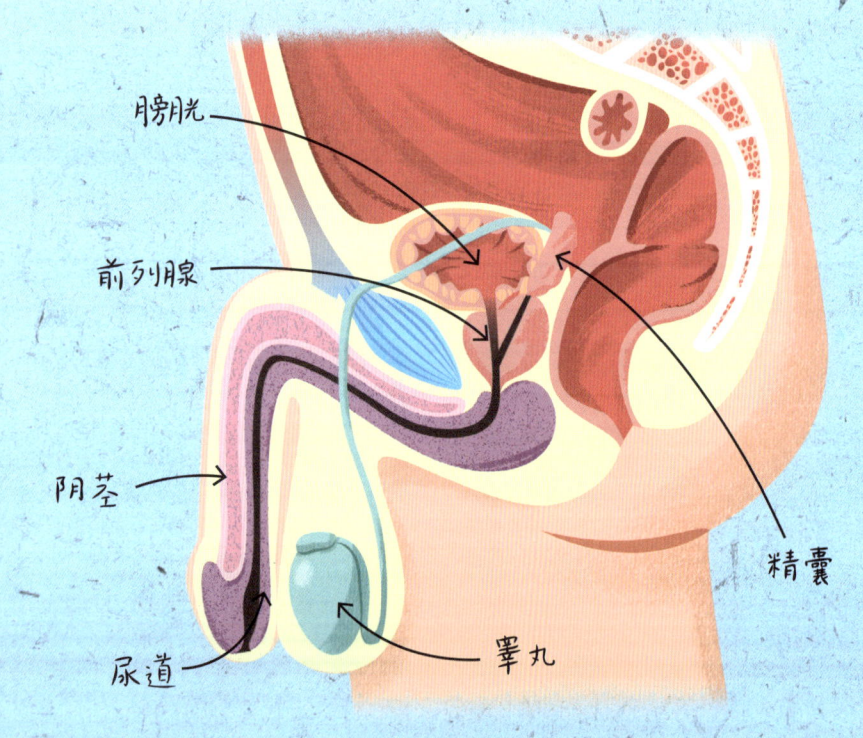

男性生殖器是什么样的构造？

男性生殖器的外阴部有：**阴茎**（包括泌尿道的最后部分）和**睾丸**。睾丸会分泌出一种叫作**睾丸素**的激素和**精子**（男性生殖细胞）。在男性生殖器的内部，**前列腺**和精囊产生的黏液与精子组成精液，精液通过**输精管**在受精中发挥作用。

女性生殖器是什么样的构造?

女性生殖器的主要构成部分是**卵巢**、**子宫**、**阴道**和**外阴**。卵巢是产生卵子(女性生殖细胞)和性激素的两个腺体。子宫是女性生殖器的中心,它承担着接收受精卵和**胎儿发育**的工作。阴道是连接子宫末段与生殖系统外部的**通道**;外阴是**外生殖器**。

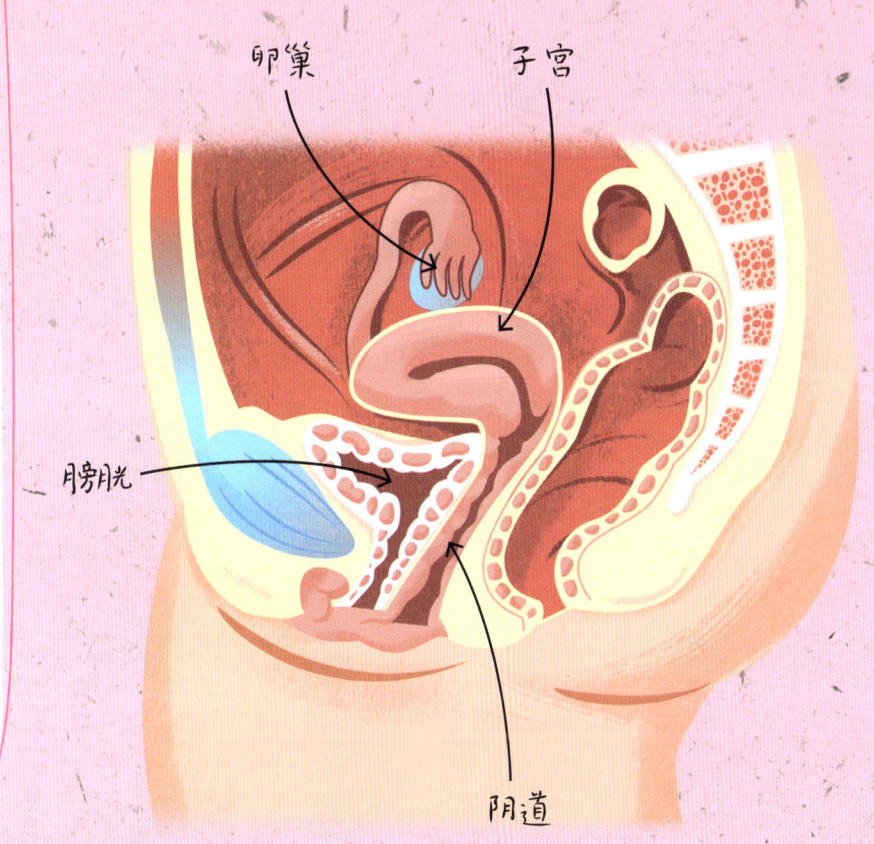

卵巢是如何工作的?

从出生起,卵巢就含有大约两百万个卵子,每个卵子都包含在一个被称为**卵泡**的小囊中。当卵泡发育成熟时,它就会生长并破裂,释放出卵子,卵子被排出后来到输卵管,**等待与男性的精子结合**。如果卵子**受精,它就会转移到子宫内,并在此筑巢**。女性的月经周期约28天。女性第一次月经初潮通常发生在10至15岁之间。

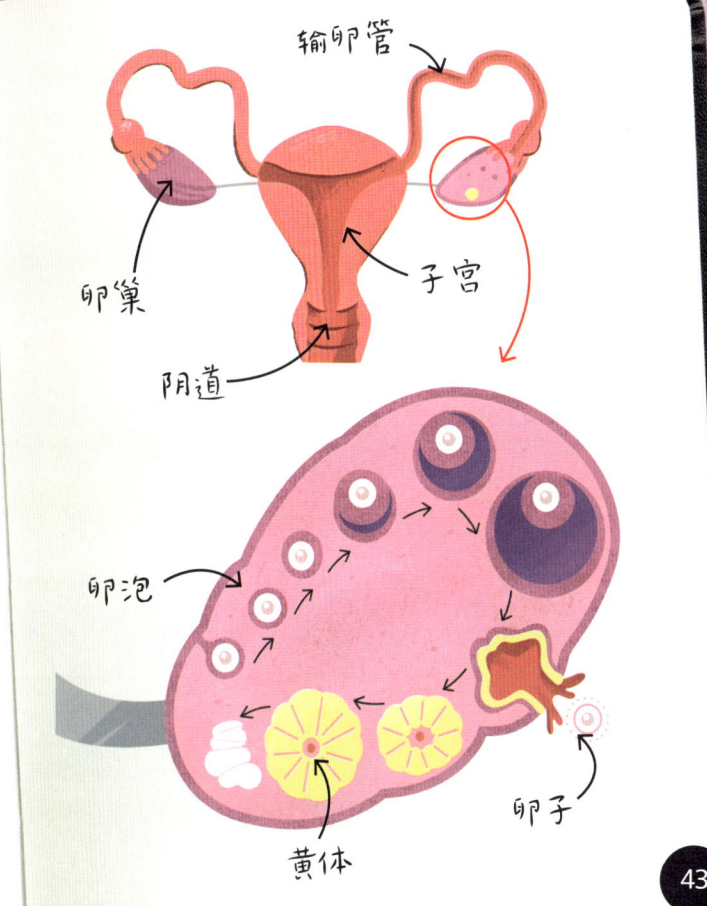

生命周期

当受精发生时,女性体内就开始孕育新生命,这是一段大约需要 9 个月的漫长时期,在此期间,男性和女性的性细胞相结合并诞生一个婴儿。但新的生命,又是如何形成的呢?

什么是受精?

受精是**男性和女性的性细胞相结合**,或者说是精子和卵子的相遇。在男性释放出来的数亿个精子当中,只有一个可以成功与卵子结合。**两个细胞的细胞核**会融合产生一个新的细胞,它被称为**受精卵**。其中包含着 46 条染色体:23 条来自精子,23 条来自卵子。接着受精卵开始分裂和发育,并在子宫内继续发育至**成熟**。

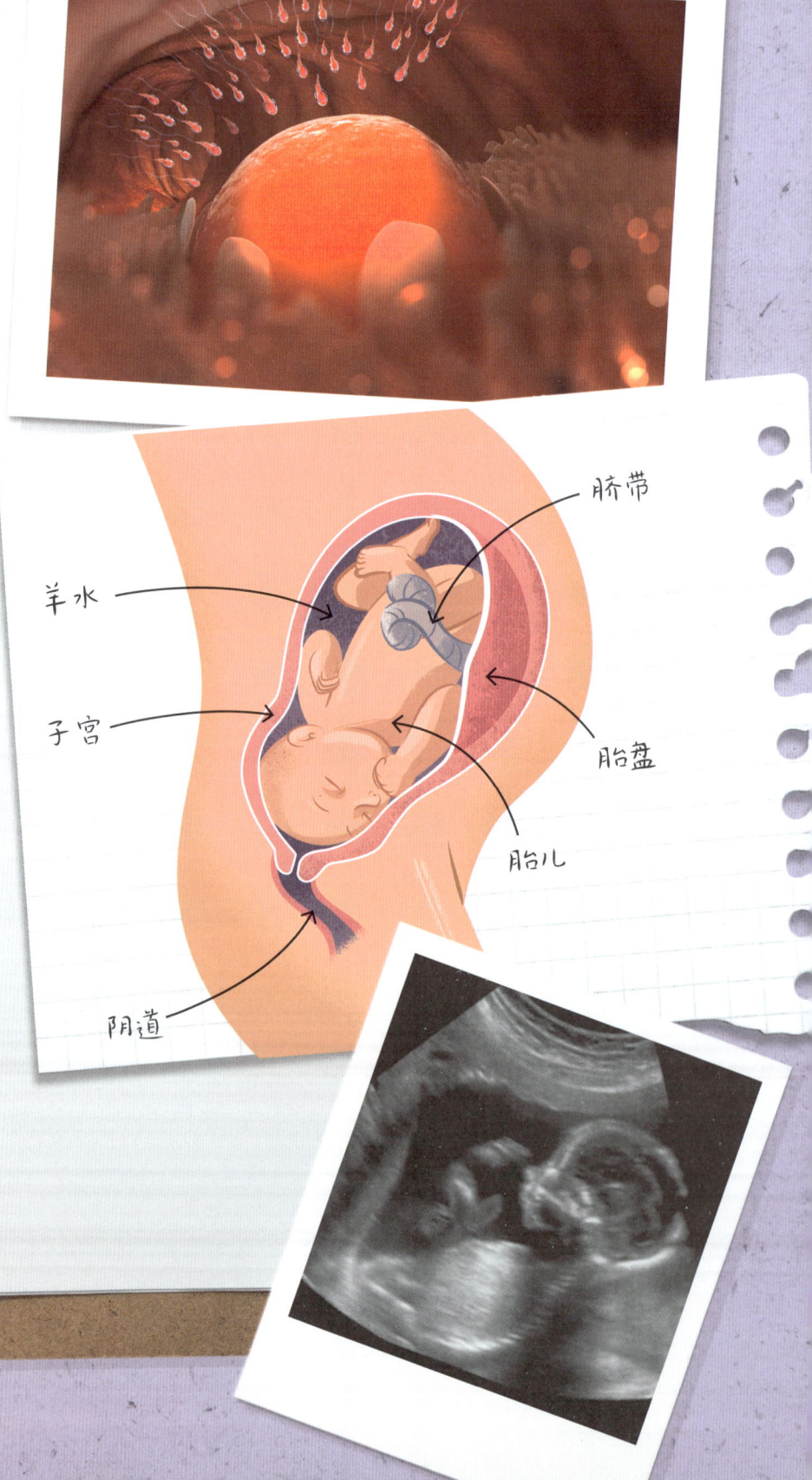

人类胚胎是如何发育的?

在受精卵——第一个细胞中就包含了长成一个人所必需的一切要素了。受精几周之后，胚胎会变成**胎儿**，并开始发育出器官，例如心脏、胃部和大脑……与此同时，**胎盘**（一个为胎儿提供营养的重要器官）以及将胎盘和婴儿的肚脐相连接的**脐带**也会发育出来。

受孕第一阶段的三个月

受精卵在子宫内"筑巢"，胎盘也开始发育。胎儿的头部、大脑、眼睛和耳朵逐渐形成。到了第三个月，所有重要的器官都已经发育完成，此时的胎儿重约3到4克。

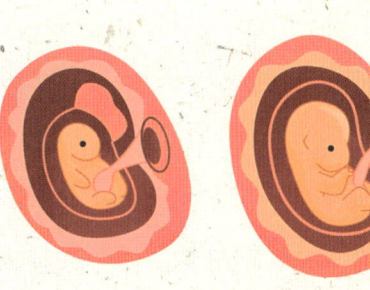
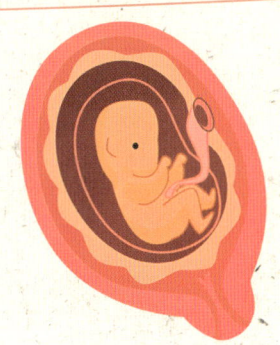

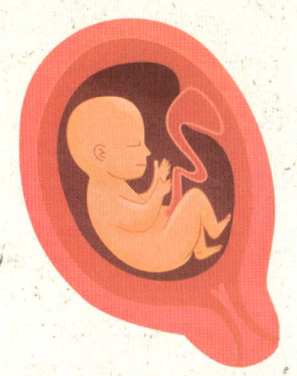
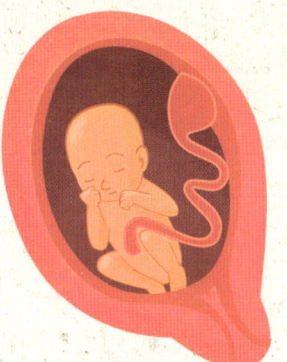
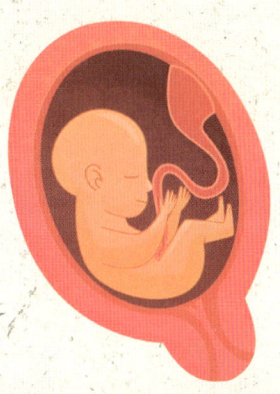

受孕第二阶段的三个月

胳膊和腿会不断发育，胎儿身高将达到并会超过25厘米。随着体重的增加，胎儿开始感知外界的刺激，并且可以对声音做出反应。

孕晚期的三个月

胎儿会越来越重，它的眼睛已经发育完全，做好了睁眼看外面的准备。当胎儿长到大约3公斤和高约45厘米时，他就会将自己的头脚倒置，做好出生的准备。

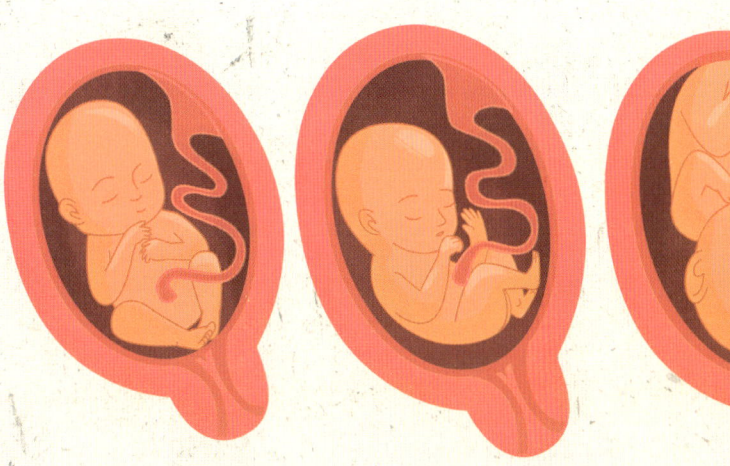

成长与衰老

在人的一生中，我们的身体在不断地发生变化。随着时间的流逝，我们从婴儿长成儿童，继而从青少年变成中年人，最后再变成老年人。在年复一年间，我们的身体又发生了哪些变化呢？

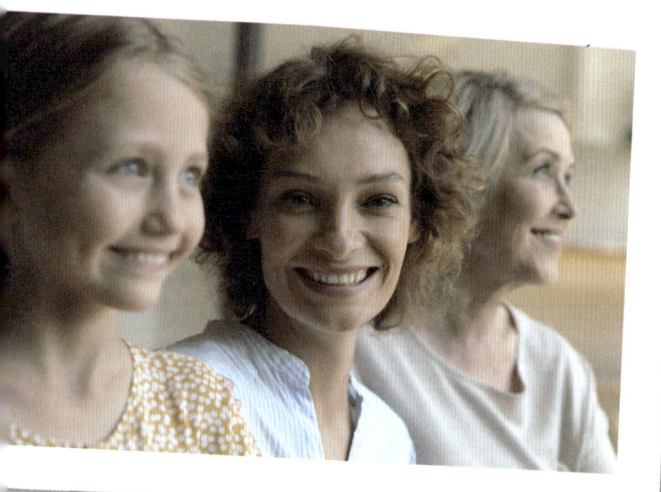

人生共有多少个阶段？

很难给出一个确切的数字，因为我们的身体总在不断变化中，无法精确地来划分阶段。但是有一些可以大致确定的生命阶段：**童年阶段**（从出生到11岁）、**前青春期和青春期**（12到19岁）、**成年阶段**（20到65岁）和**老年阶段**（65岁以上）。

童年时期身体有哪些变化？

身体在人生的第一阶段变化最大。婴儿期是人类必须学习掌握几种**最基本功能**的阶段：吃饭、说话、走路、与外部世界进行互动等。这一时期的**学习能力**是不可思议的，尤其在新生命的第一年，**大脑的生长发育速度极其惊人**。对于小孩子来说，每一天都是一场新的探索和发现！

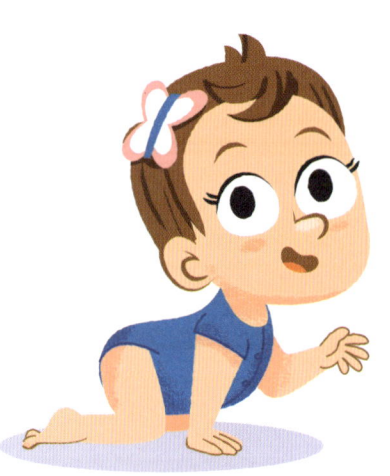
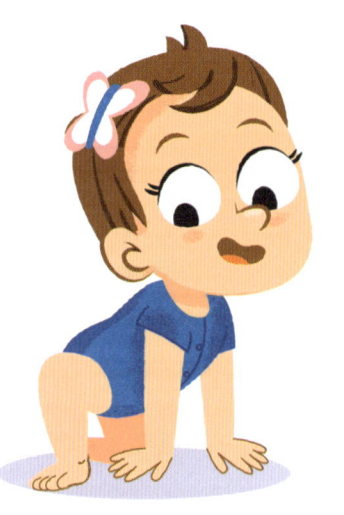
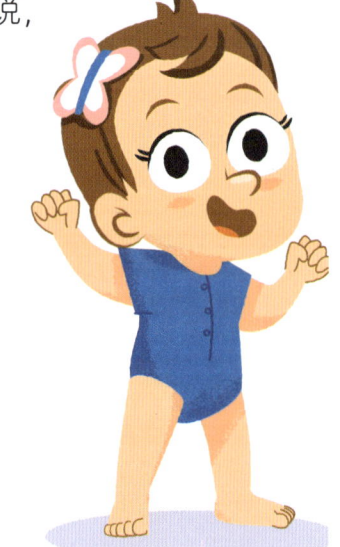

青春期有哪些变化？

青春期是一个人一生中重要的**过渡时期**，这是**儿童成长为大人**的阶段。从身体来看，男孩和女孩性发育逐渐成熟，产生生殖细胞，有了**繁衍能力**。男性会明显长高，并开始长**胡须**，他们的声音音调也更低沉了；女性的**乳房**和臀部开始发育，她们腿部、腹股沟和腋窝处也开始出现体毛。

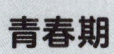
青春期

男性
产生雄性激素和精子
长出喉结
出现体毛
身高增长
肌肉发育

一般来说，在这一时期，青少年与父母的关系会变得比较**紧张**：青少年此时正经历着一种重要的生理转变，这可能会使他们的生理和心理之间产生不平衡，所以他们需要质疑规则和权威意见！

女性
产生雌性激素
月经初潮
阴毛和腋毛开始出现
乳房发育
骨盆变宽

我们为什么会衰老？

一旦成年以后，我们就会慢慢开始衰老。衰老是一个**逐渐成熟和变化的过程**，它会慢慢导致人体的衰退。随着年龄的增长，我们的细胞和组织会发生各种变化，这会**降低人体的生理功能及各个器官的能力**。在细胞内部，衰老取决于**端粒**，这是位于染色体末端的一小部分 DNA。每当一个细胞分裂时，端粒都会**缩短**一些。当它们变得不能再缩短时，细胞便会停止分裂，到那个时候，细胞也就不能继续"再生"了。

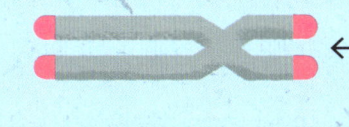
← 成年细胞的端粒
← 多次分裂后缩短的端粒

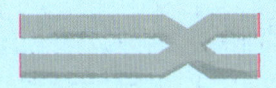
← 老年时的端粒

疾病、伤口和创伤

不幸的是，有时候我们会生病或受伤，可能轻微，也可能很严重。疾病、伤害和创伤是身体在生理上的一些改变，在这些情况下，身体可能会失去正常的机体功能。疾病有很多种，但好在也有很多药物可以帮助我们！

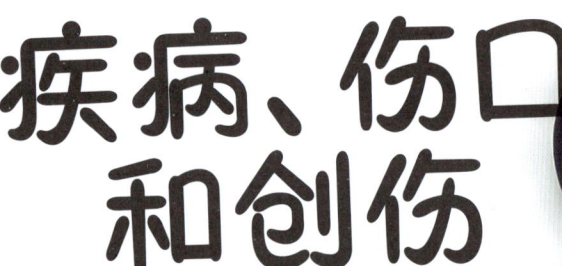

我们为什么会生病？

疾病是一种病理状态，出现疾病可能存在多种原因，有身体外部**外源性**的原因，也有身体内部**内源性**的病因。病理学大致将疾病分为三类：**先天性的**，即出生时就带有的疾病；**遗传性的**，由DNA变异引起的疾病；**传染性的**，通过接触传染源而得的疾病，可能是由于暴露在某些有害物质之中或者是由于身体内**缺乏**"好的"元素而引起的。

病毒为什么会攻击我们？

病毒是"**寄生虫**"，或者是只能存活在活细胞内的一些微粒。当它们遇到将要被感染的细胞时，它们会"**将自己附着到**"细胞表面的受体上，并将它们的基因组成引入该细胞中。为了对抗病毒的**入侵**，我们的身体会激活一种**免疫反应**，这种反应会引发一些症状，比如说体温升高（**发烧**）。自然界中有超过1亿种病毒，最为"著名"的就是**流行性感冒病毒**和普通感冒病毒了。

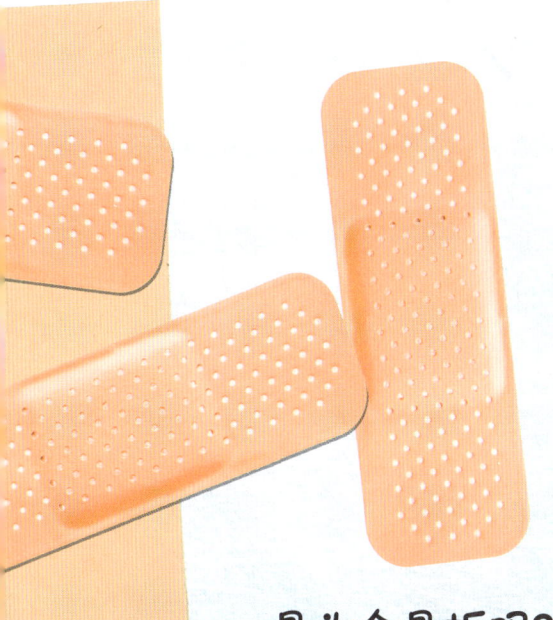

什么是创伤？

创伤是由于**突然的动作**而造成的身体**损伤**，例如跌倒、撞击或钝物的切割伤……一次创伤可能会产生**不同的后果**。如果创伤严重并影响到我们身体的某些"敏感"部位，比如头部，那它就可能会造成**严重**的损害。如果外伤比较**轻微**，它可能只会止于皮肤擦伤，不会影响到人体的内部器官。

骨头会骨折吗？

当然会啦！相当严重的创伤会折断我们的骨头，导致**骨折**。如果骨折部分的骨头仍然保留在原位，那它则被称为普通（或闭合性）骨折。如果骨头移位了，则称为**移位性骨折**。如果骨头突出，并刺穿皮肤，它就是**开放性骨折**。在第一种情况下，打上一个**支架或石膏**就足够了；而另外两种情况，通常都需要做**手术**。

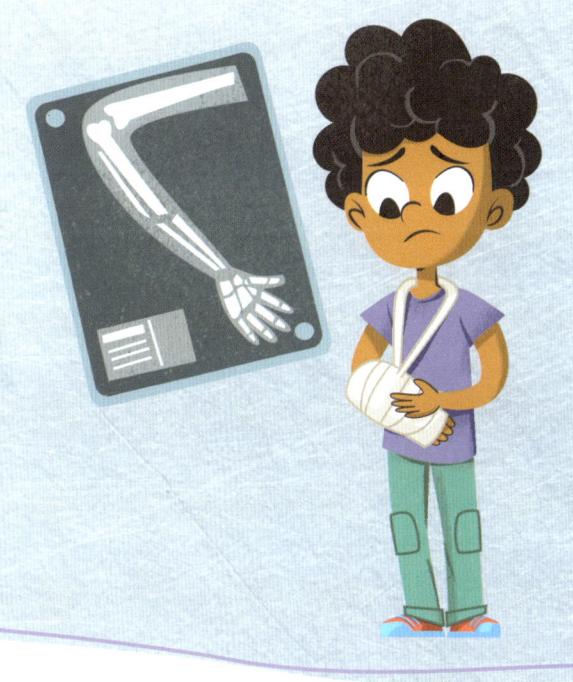

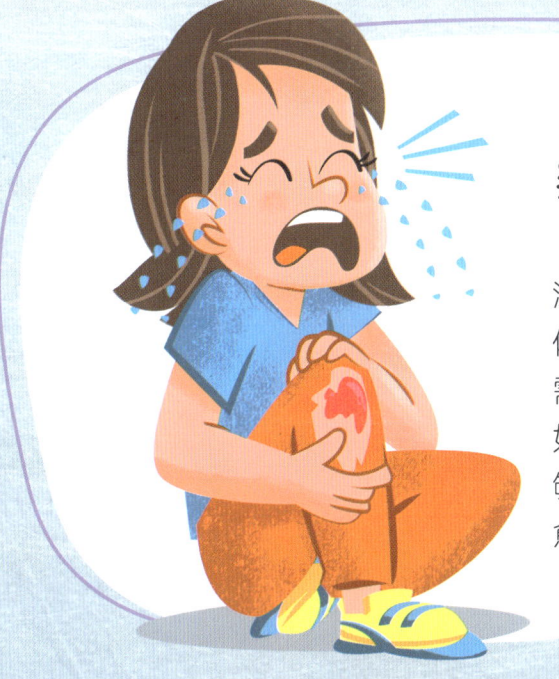

当我们受伤时身体发生了什么？

当皮肤**撕裂**时，我们称这些撕裂处为伤口，伤口可深可浅，这取决于受伤的组织"层数"的多少。通常人体受伤时会有血液从伤口流出来。如果伤得很严重，就需要医生通过"**缝合**"包扎皮肤来止血，让皮肤尽快愈合。如果伤口比较浅，保持伤口区域的**清洁并消毒杀菌**就足够了，在此期间，血液中的**血小板**会重建组织，伤口的愈合从结痂开始。

药物和疫苗

几个世纪以来，为了对抗疾病、创伤和感染，人类已经研制出了非常强大的武器：药物和疫苗。得益于对病理学的研究，人们才有可能在实验室中创造出与人体的细胞相互作用，并能恢复人体健康的化学溶液。

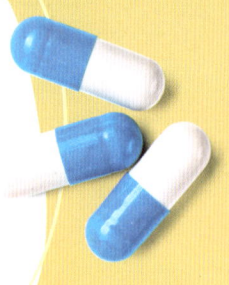

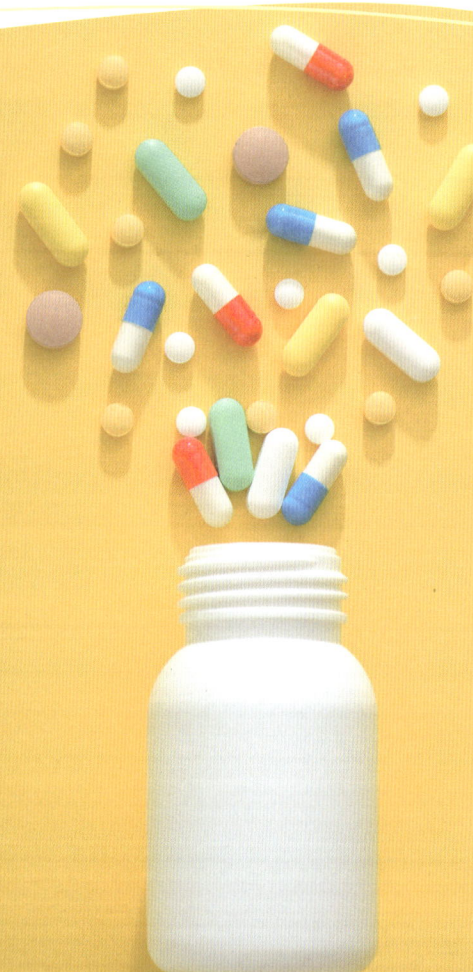

什么是药物？

滴剂、药片、散剂、糖浆、药膏等都是药物……在我们的一生中，每个人至少都吃过一次药吧！无论药物的"物理形态"是什么样的，它们都是为了改变**患者生理或病理状态**的一种物质。这意味着，药物具有**恢复身体特定部位健康**的疗效。

药物举例

所含成分（每片含有量）：
活性成分：扑热息痛 50 毫克、磷酸可待因 30 毫克；
非活性成分：聚维酮、微晶纤维素、交联羧甲基纤维素钠、硬脂酸镁；
添加剂：羟丙甲纤维素（E464）、二氧化钛（E171）、丙二醇。

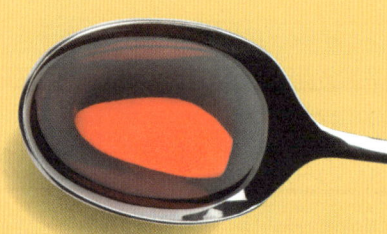

药物是如何起作用的？

每种药物都有一种**药物构成成分**，它包含了某几种**活性成分**和一些**非活性成分**。活性成分指的是能够与我们的细胞相互作用，并帮助它们抵御疾病的物质；而非活性成分是指一些惰性物质，它们能够帮助药物成型并稳定活性成分。活性成分是一种**化学基团**，它能够被人体**吸收**并分布到不同的器官：每种药物都有特定的"**治疗目的**"。如果药物使用不当，它们也会变成极其**危险**的毒品哦！

什么是疫苗？

疫苗是在实验室生产的生物制品，但它们不同于**药物**。疫苗的**作用在于预防**，也就是说，疫苗会在**某种疾病发生之前**就刺激我们人体的免疫系统。当我们注射一针疫苗时，我们的身体能**识别这是一种外来物质**，并会**立即触发正确的免疫反应**。接种疫苗后的身体要比未接种疫苗的身体更快、也更加有效地触发人体的免疫反应机制。

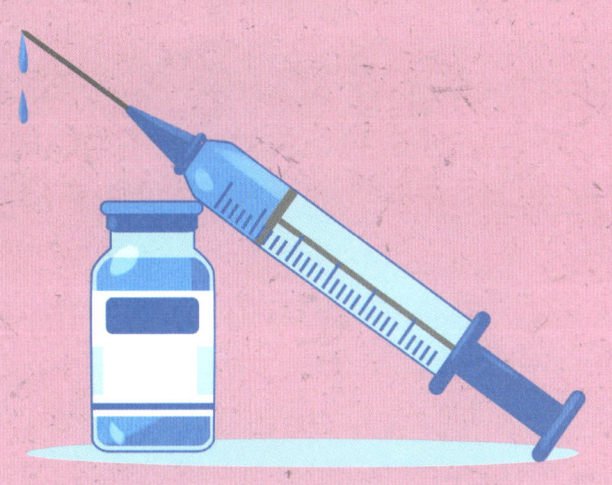

第一支疫苗是怎样被发现的？

历史上第一支疫苗于 **1796 年**被研制出来，用于对抗**天花**这种在当时极其严重的疾病。英国医生**爱德华·詹纳**发现，在奶牛感染病毒以后，那些被奶牛身上的变异体病毒传染并被治愈好的农民，以后将不会再感染这种病毒。于是他从一位患了牛痘的妇女身上取了一些受感染的物质，并**将这种物质注射到一个小男孩的手臂中**。几个月以后，他又给这个小男孩注射了人体感染天花后的脓液，但是这个小男孩并没有生病。可见，这个小男孩已经对这种疾病**有了免疫力**。

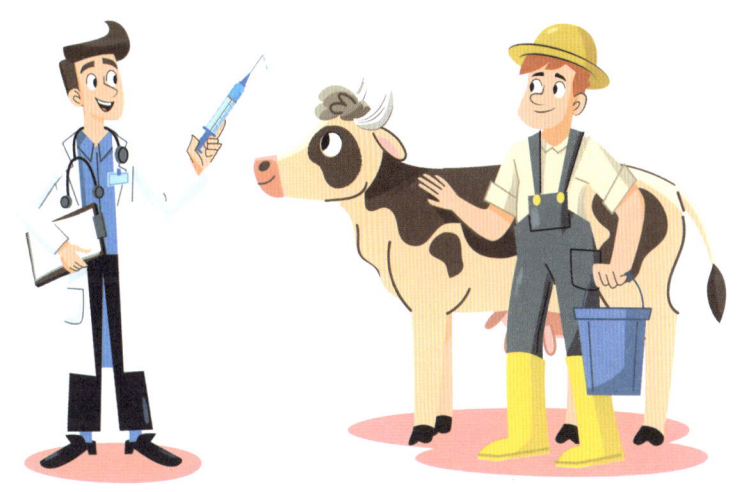

最常见的疫苗有哪些？

根据疫苗运作的原理，继天花疫苗之后，又有许多其他的疫苗被人类研制出来。它们能够使**大量的人群**对许多广泛传播且可能致命的疾病产生**免疫力**。其中最著名的一些疾病就有**脑膜炎、脊髓灰质炎、麻疹、乙型肝炎、水痘、腮腺炎和风疹**。多亏有相应的疫苗，才避免了每年有超过二百五十万人死于这些疾病！

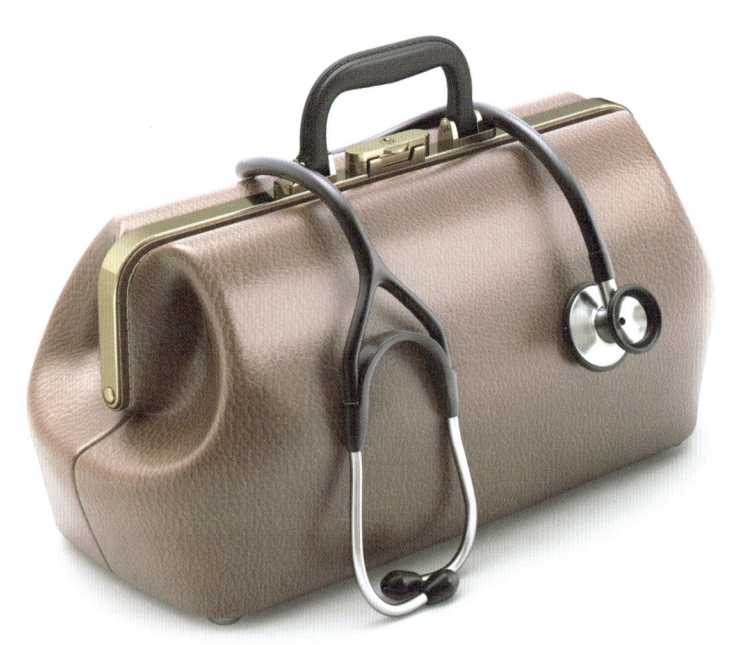

医生的医疗器械

为了工作，医生需要不同种类的医疗器械。由于医疗器械要使用在人的身体上，因此它们的制造和维护都必须非常小心，以确保它们用起来安全、无菌和精准。让我们来看看一些最常见的医疗器械吧！

压舌板

这是一根**扁平的木板**，医生用它来压低病人的舌头，以便更好地观察**口腔**和**喉咙**。

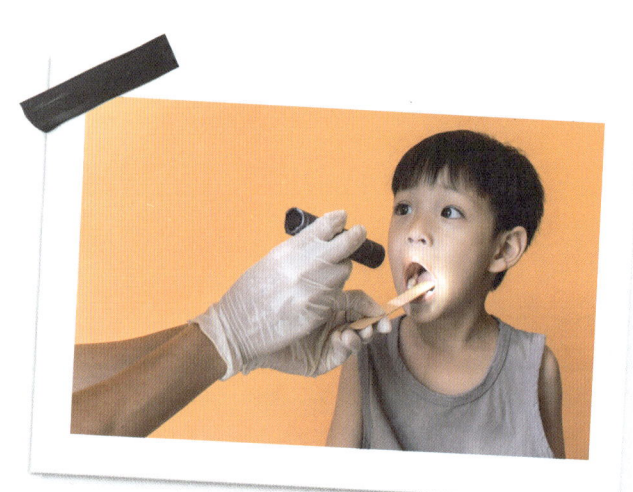

手术解剖刀

这种**刀片**用来切开组织非常好用，因此外科医生在手术室里会用它来进行**外科手术**。

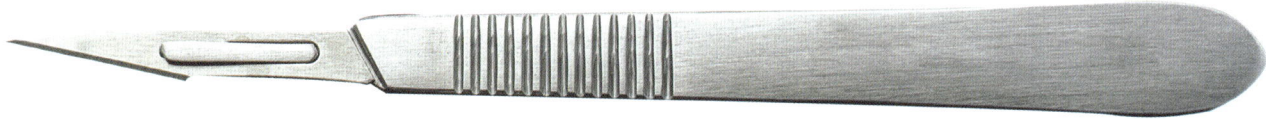

除颤器

这个器械会**产生电流**，并能通过金属板将电流传输给病患。它用于帮助病人恢复正常的**心律**。

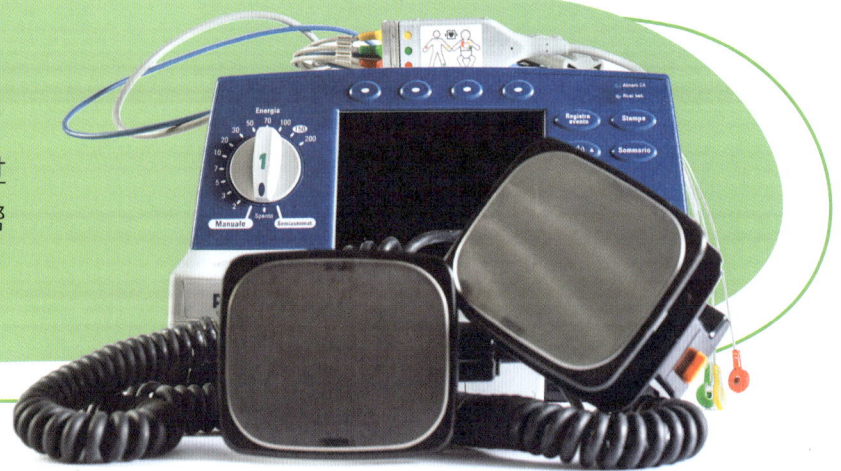

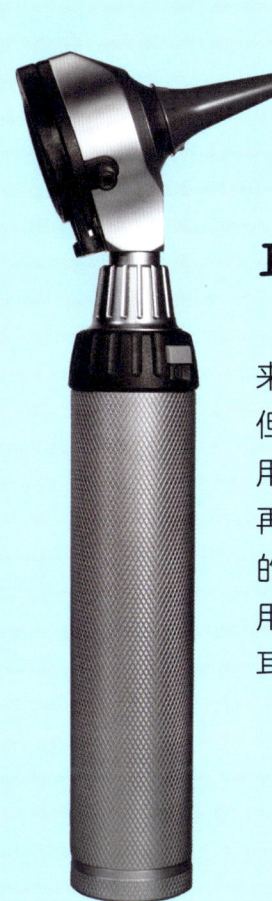

耳镜

这个仪器看起来就像一把锤子，但其实，它是一种用来照亮**耳道**的灯，再加上一枚**放大镜**的话，医生就可以用它们来检查病人耳朵内部的情况啦。

血压计

这个仪器在许多人家中也是常备的，它随时都能派上用场！血压计用于**测量血压**，有数字式的，也有手动式的。血压是指流动的血液所具有的压力，如果血流没有足够的压力，就难以流向身体各处，因此该设备测量出来的数值有助于帮助我们简单了解心血管系统是否健康。

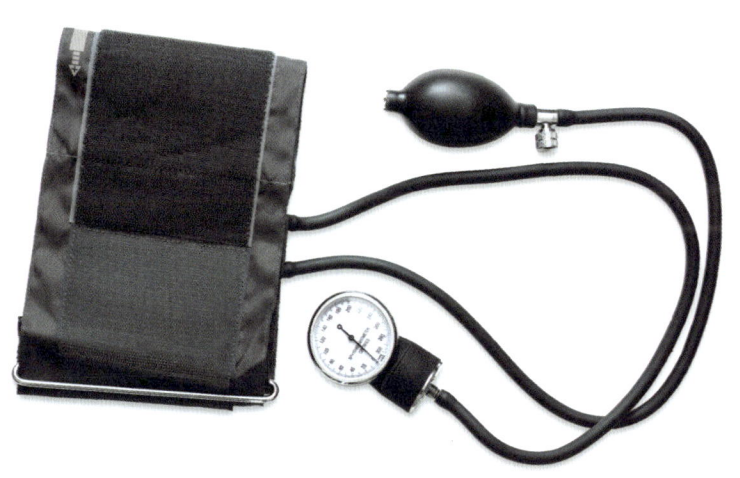

听诊器

这个仪器是医生用来**听诊心脏的声音**的，也就是听病人的心跳声和胸部的声音。

温度计

当我们感觉自己发烧时，我们都会使用温度计！它用于**测量体温**。如今的温度计可以是数字式的，也可以是红外线式的，红外线式的温度计通过电子热传感器来测量温度。如果你的体温高于37℃，那么你就发烧了。

保持身体健康

不生病还不足以说明我们身体健康和强壮！我们还需要采取多种做法来让身体机能处于最佳状态。

营养有多重要？

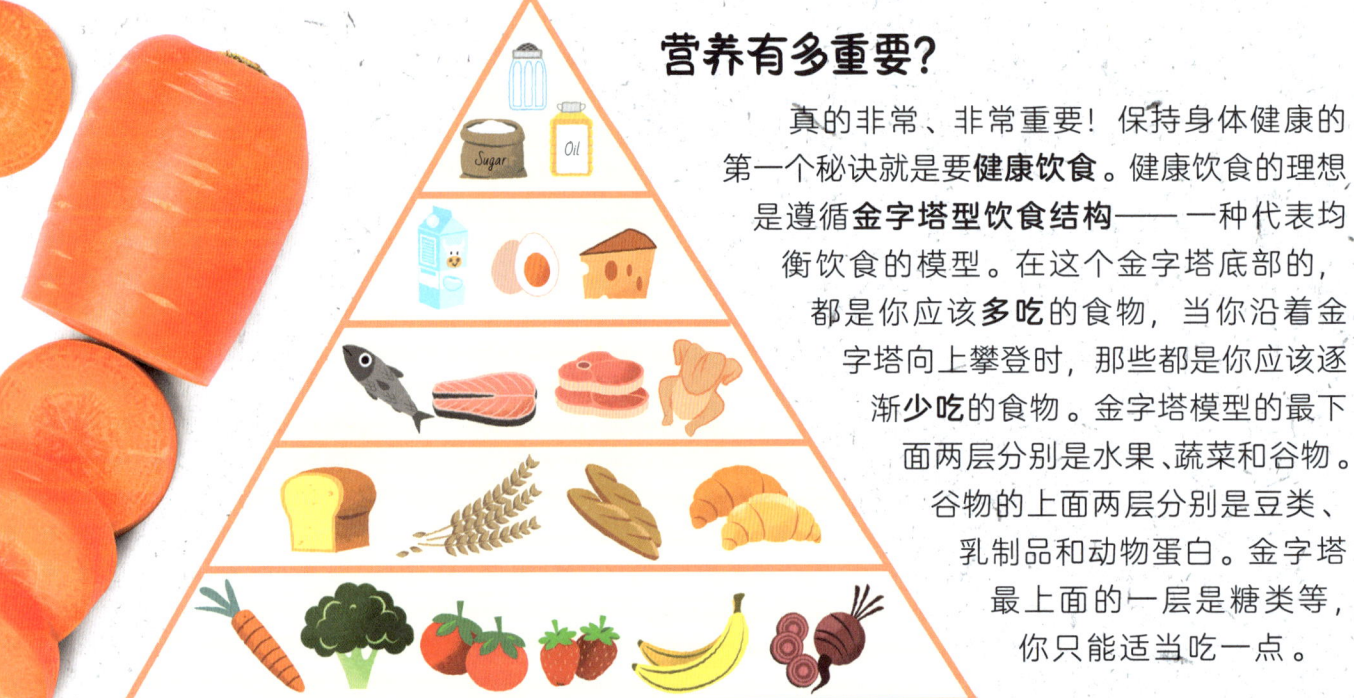

真的非常、非常重要！保持身体健康的第一个秘诀就是要**健康饮食**。健康饮食的理想是遵循**金字塔型饮食结构**——一种代表均衡饮食的模型。在这个金字塔底部的，都是你应该**多吃**的食物，当你沿着金字塔向上攀登时，那些都是你应该逐渐**少吃**的食物。金字塔模型的最下面两层分别是水果、蔬菜和谷物。谷物的上面两层分别是豆类、乳制品和动物蛋白。金字塔最上面的一层是糖类等，你只能适当吃一点。

水是一种食物吗？

不太算，但水对我们的生存至关重要。不吃东西的话，我们还可以存活好几个星期，但是不喝水的话，我们活不到**三天**！一个成年人每天应该喝大约两升水。

请务必注意，**含糖饮料**不能算在应该补充的水之内哦！因为这种类型的饮料中富含"空洞而毫无意义"的热量，它不仅不能给身体补充水分，反而会让人体内充满人工合成添加剂，大量饮用带有人工合成添加剂的饮料，会对人体有害。

我们需要睡多久?

睡眠是保持身体健康不可或缺的一个组成部分。睡眠太少对身体有很多**负面影响**：会损伤**记忆力**；抑制我们**协调、集中和学习**的能力；增加患**心脏病**的概率；降低人体**免疫**系统的功能；也会让我们变得**烦躁不堪**以及**注意力不集中**。

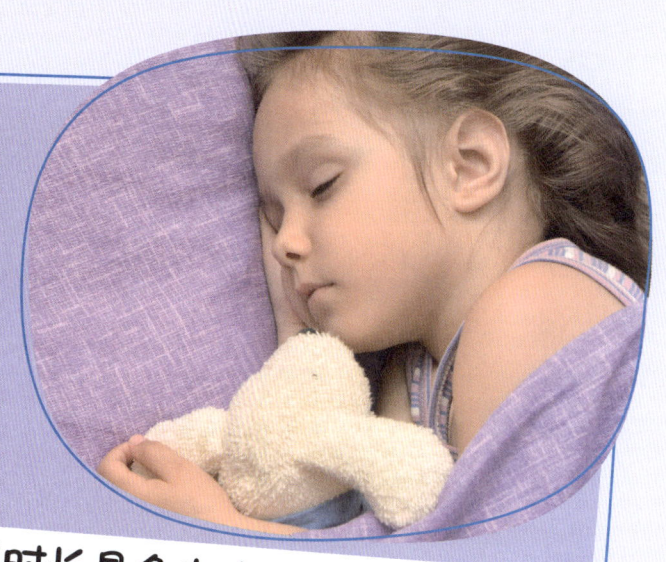

科学的睡眠时长是多少个小时?

通常而言，成年人要保证 7 到 8 个小时的睡眠时间，青少年需要 8 到 9 个小时的睡眠，而年龄在 6 到 12 岁之间的儿童，大约需要 11 到 12 个小时的睡眠。

我们睡觉时身体会发生什么?

当我们沉浸在深度睡眠中时，我们的身体还在**继续工作**！当我们睡觉时，大脑会将**信息存储**在我们的记忆之中。而且通过睡眠，我们可以消除白天所积累的**一些毒素**，使**细胞更新再生**，增强**免疫功能**。

参加体育锻炼有用吗?

当然有用！保持一种**积极的生活方式**非常重要：我们要尽量多运动，并避免长时间地久坐不动。很少进行锻炼容易使**体重大幅度超标**、增加患**心脏病和骨骼类疾病**的风险，并且也会对我们的**心理健康**产生一些负面影响。进行身体锻炼，哪怕**每天**只做一点点运动，比如快步走、游泳、骑自行车、爬楼梯等，都有很多好处！

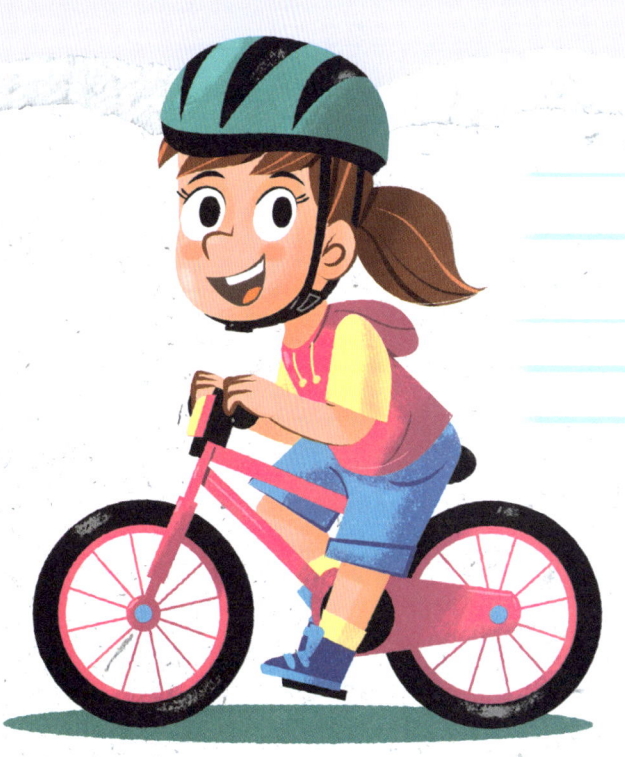

为身体服务的技术

医院拥有最先进的设备,这些设备将技术用于医疗服务。但人类的未来会怎么样呢?创新的最后一个前沿领域就是人的身体,身体是试验新型技术的一个平台。

增强现实技术

增强现实技术使我们能够通过**实时的 2D、3D 内容和动画来丰富视觉感受**。只需要戴上一副专门的眼镜,我们就可以沉浸在一个**新的维度**中,并能与其中的内容进行互动。增强现实技术在医疗领域有着巨大的发展潜力。它可以用在**康复治疗**中,帮助患者恢复肌体的活动能力,或者用于培训医生。医生可以从字面意义上"模拟"手术干预情形并对这些模拟手术进行测试,看看它们是否与病人的情况相符。

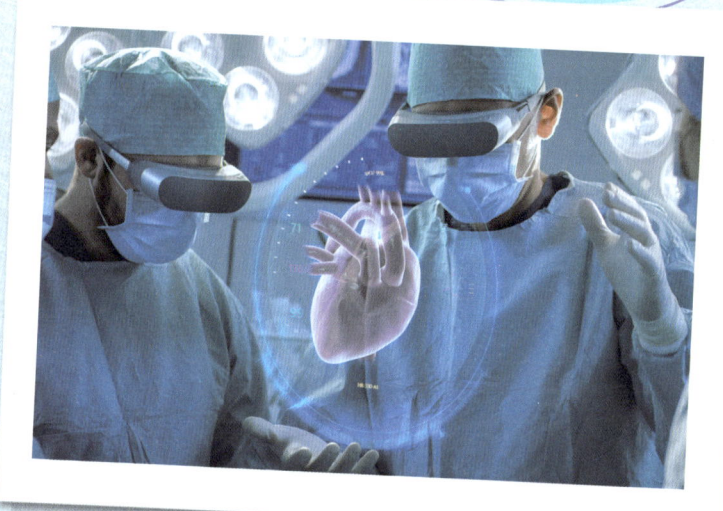

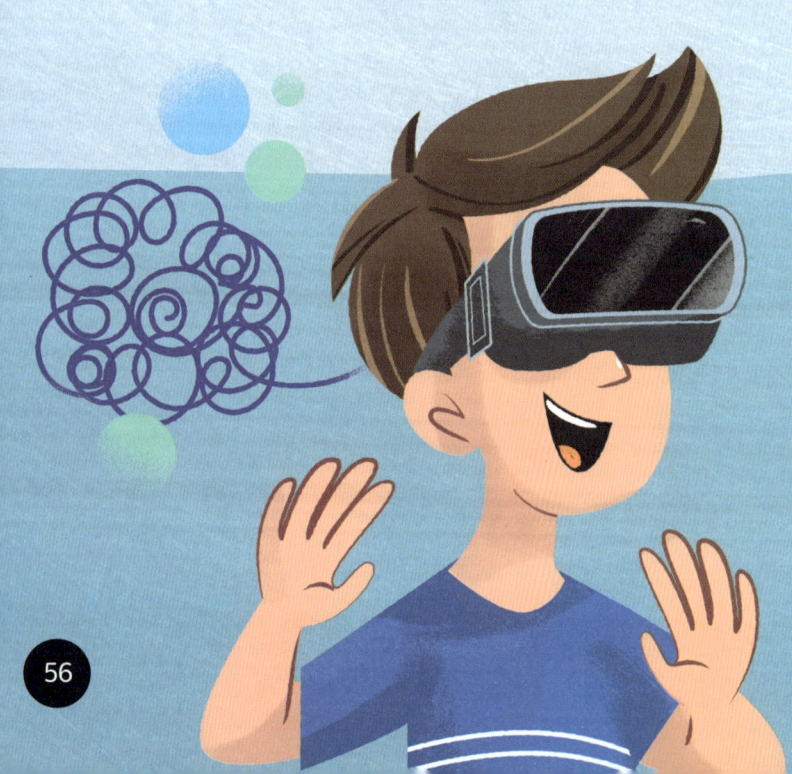

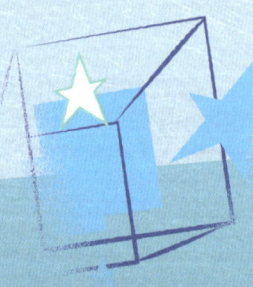

现实技术在**精神病学领域**也有很大的应用前景。它可以**模拟**患者的恐惧症、情绪障碍或其他各种类型的问题,并**在专家的指导下**以实际的方式解决这些问题。

3D 打印技术

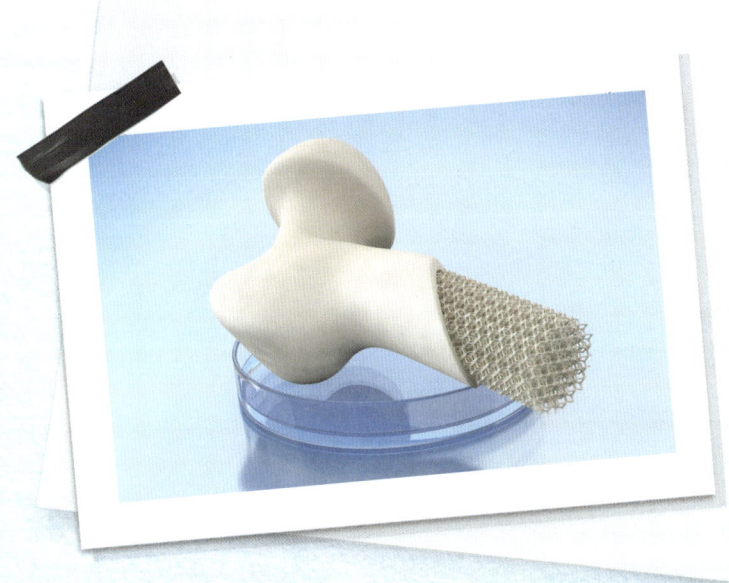

3D 打印机已经越来越普遍，它可以打印出**三维的物体**。在健康领域，有很多对 3D 打印技术的应用！最有趣的是通过生物打印来制作用于移植的"**定制器官**"，该过程要在实验室中使用**生物墨水**来制造组织、血管和所有移植时必要的其他成分。

仿生义肢

仿生学是一门研究生命体的运动和感受器官的科学，它主要利用技术来克服身体上的限制障碍。所以在医学领域，仿生学特别有用！在未来，**义肢**主要都是仿生的，根据患者个体的具体需求和身体特征，义肢也将会变得更具**个性化**。例如仿生手是由**肌电信号**直接控制，而肌电信号由肌肉收缩产生，它会**通过电极传输到义肢**上。

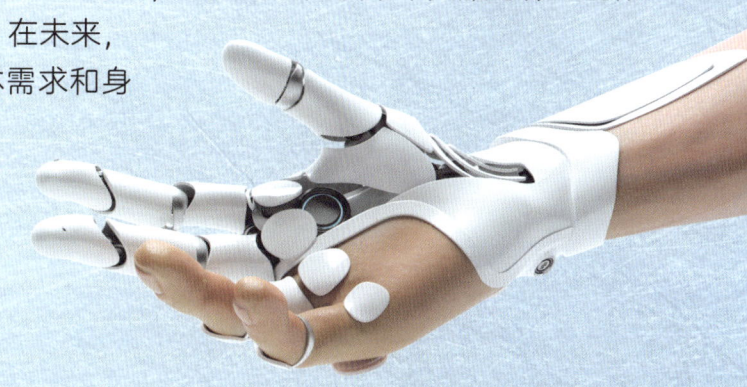

为残障人士服务的技术

科技可以为残障人士提供重要的帮扶支持，有利于改善他们的生活质量。例如生产出一部屏幕上带有布拉耶盲文（盲人所使用的语言）的手机或者一辆可以爬楼梯的电动轮椅等！

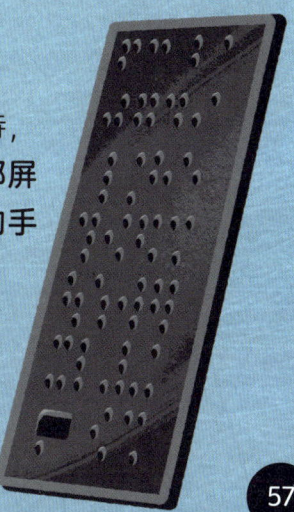

关于人体的最高纪录一览

我们的身体是一架神奇非凡的机器。每一天，身体都让我们能够呼吸、散步、说话、玩耍……就连我们身体的最微小的部分，也保持着一些足以令我们瞠目结舌的"人体最高纪录"呢！

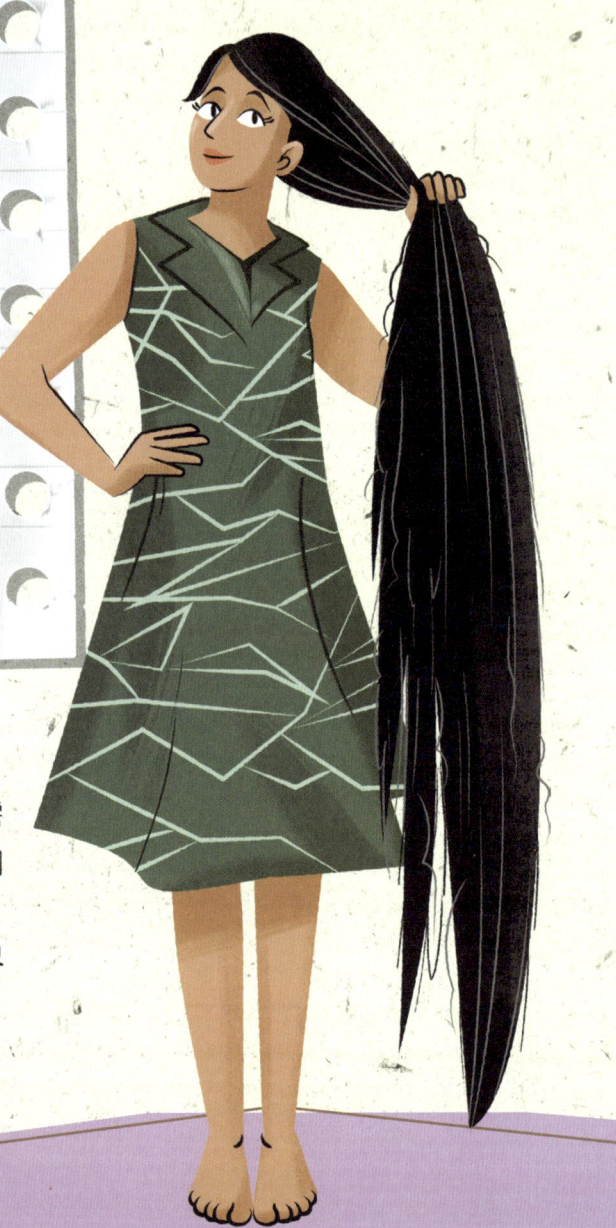

最长的头发到底能有多长？

平均而言，头发**每天会长长约 0.3 毫米**，需要一个月的时间才能长到 1 厘米。但是如果我们从出生就不剪头发呢？有些人便决定一探究竟！2020 年，来自印度的尼兰什·帕特尔创造了**世界上青少年最长的头发纪录**，她的头发总长为 2 米。在达到最长头发的纪录以后，她便剪下了头发，捐献给了患癌症的儿童。

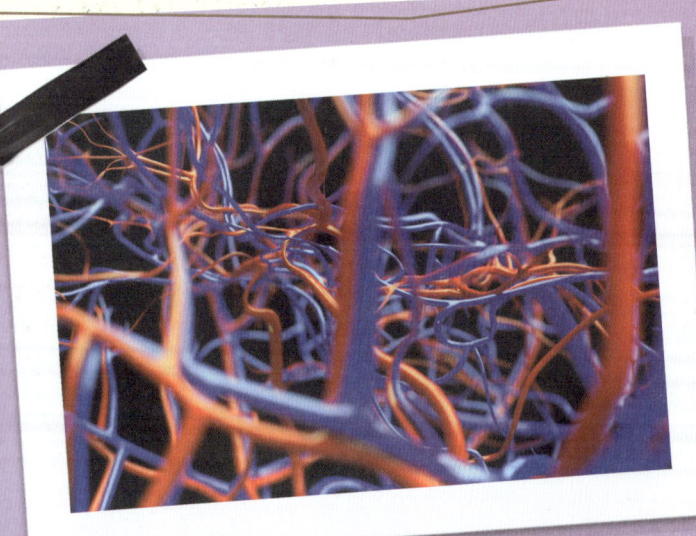

血管究竟能有多长？

人体的循环系统，包括静脉、动脉和毛细血管伸展后可以达到 **10 万公里**长，这比我们地球赤道周长的两倍还要长！同样不可思议的是，一滴血在我们全身流通完一遍需要花费大约 20 秒的时间。

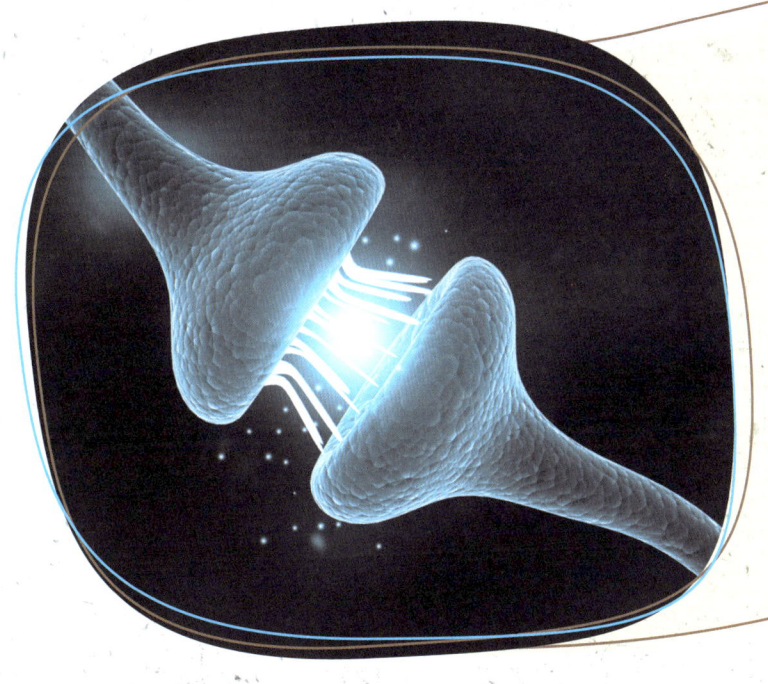

想法的传播速度能有多快?

一种"想法"是不容易分离出来的，但我们知道一个**神经冲动**，就像我们触摸到烫手的物体表面能快速收手时所激活的那种神经冲动一样，**每秒移动的速度可约达 120 米**。真是令人难以置信！

我们眨了多少次眼睛？

眨眼是必不可少的，这样我们才能够保持眼睛湿润。我们每分钟眨眼大约 20 次，**一天总计眨眼将近上万次**！请试想一下，这是一种不由自主的运动，我们不用集中注意力就可以自动完成眨眼的动作！

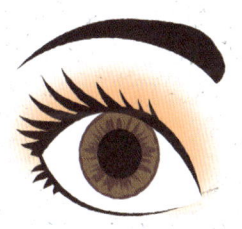 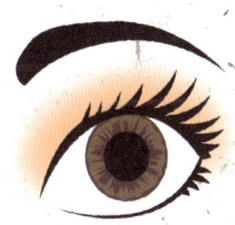

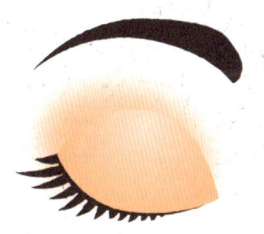 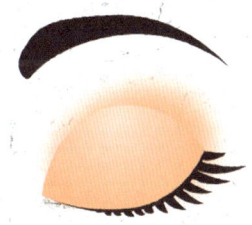

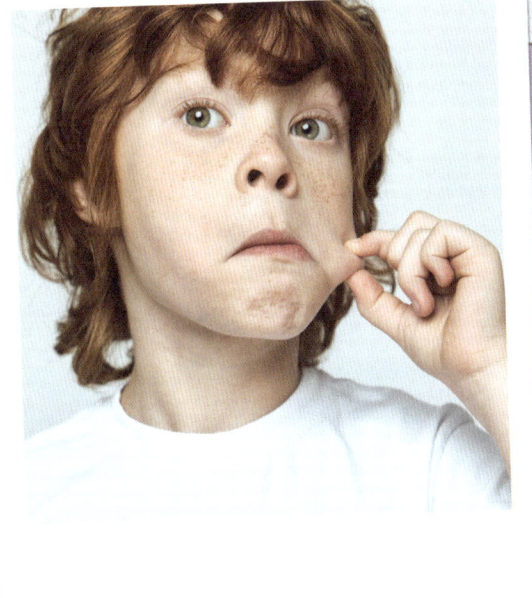

我们的皮肤铺展开来能有多"大"?

如果我们测量身上的每一寸皮肤，那么皮肤将总共可覆盖**两平方米**的面积。皮肤的重量呢？一位成年男性的皮肤重量可以达到 **5 公斤**！皮肤的弹性也特别大，3 毫米乘 10 毫米大小的一块皮肤还可以再继续拉伸 50% 的面积，并且它可以承受大约 10 公斤的重量。

现在轮到你来实战练习了!

识别出下列图片中的人体器官

你能说出以下器官的名称吗?将这些器官从它们所在的系统中分离出来并进行单独辨认,这可能会有些难度哦!

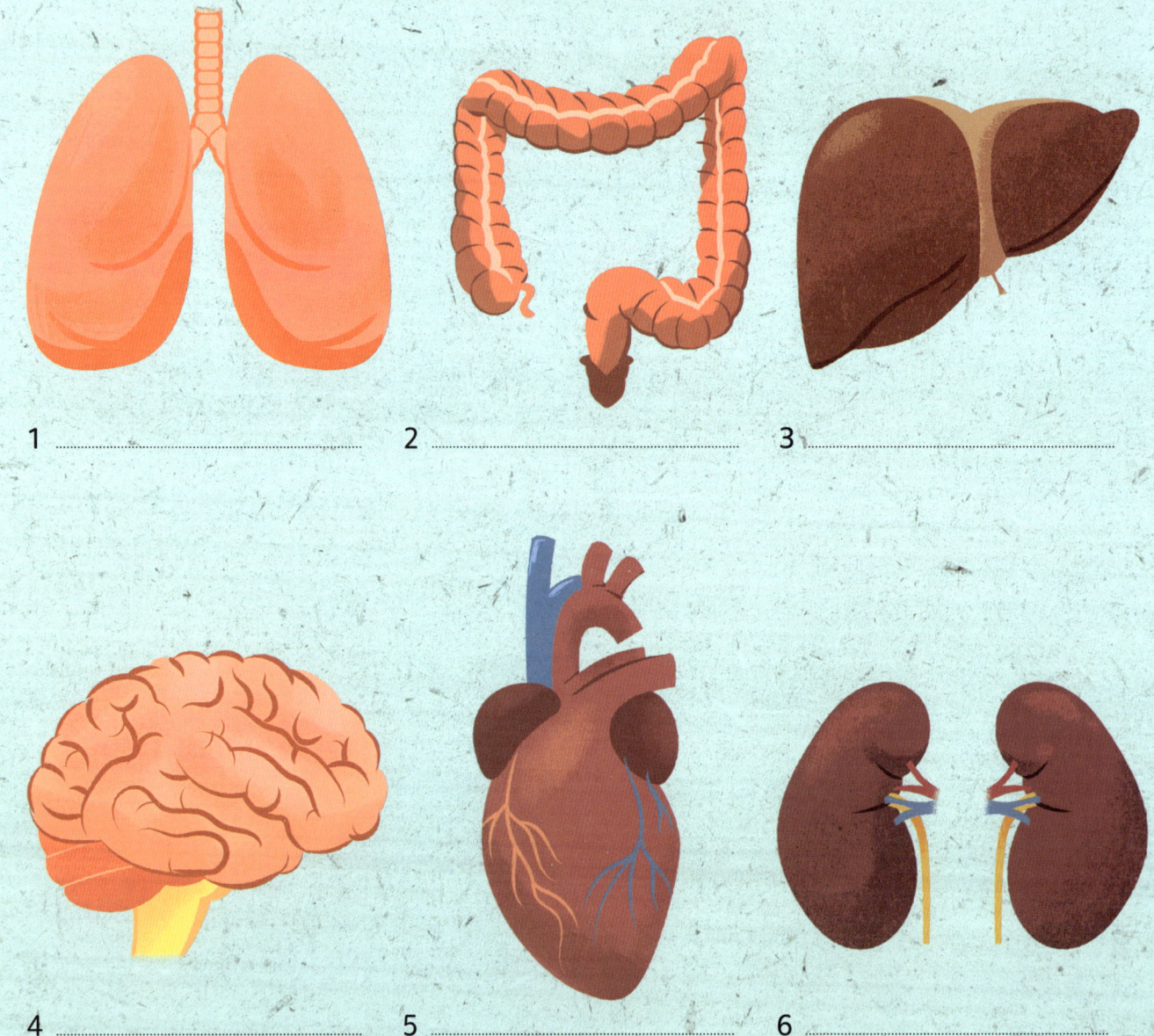

1 _____ 2 _____ 3 _____

4 _____ 5 _____ 6 _____

答案:1.肺脏 2.大肠 3.肝脏 4.大脑 5.心脏 6.肾脏

创建属于你自己的人体骨架图

请用一把剪刀剪出下列人体骨架中的所有零散部分。用彩色马克笔标记出圆点,以便将所有这些零散部件组装到正确的位置上。用打孔器在每个标记的点上打一个洞,然后再用双脚钉连接、固定好相应的骨头。

为了完成这个动手实践活动,请记得叫上一位大人来帮忙!

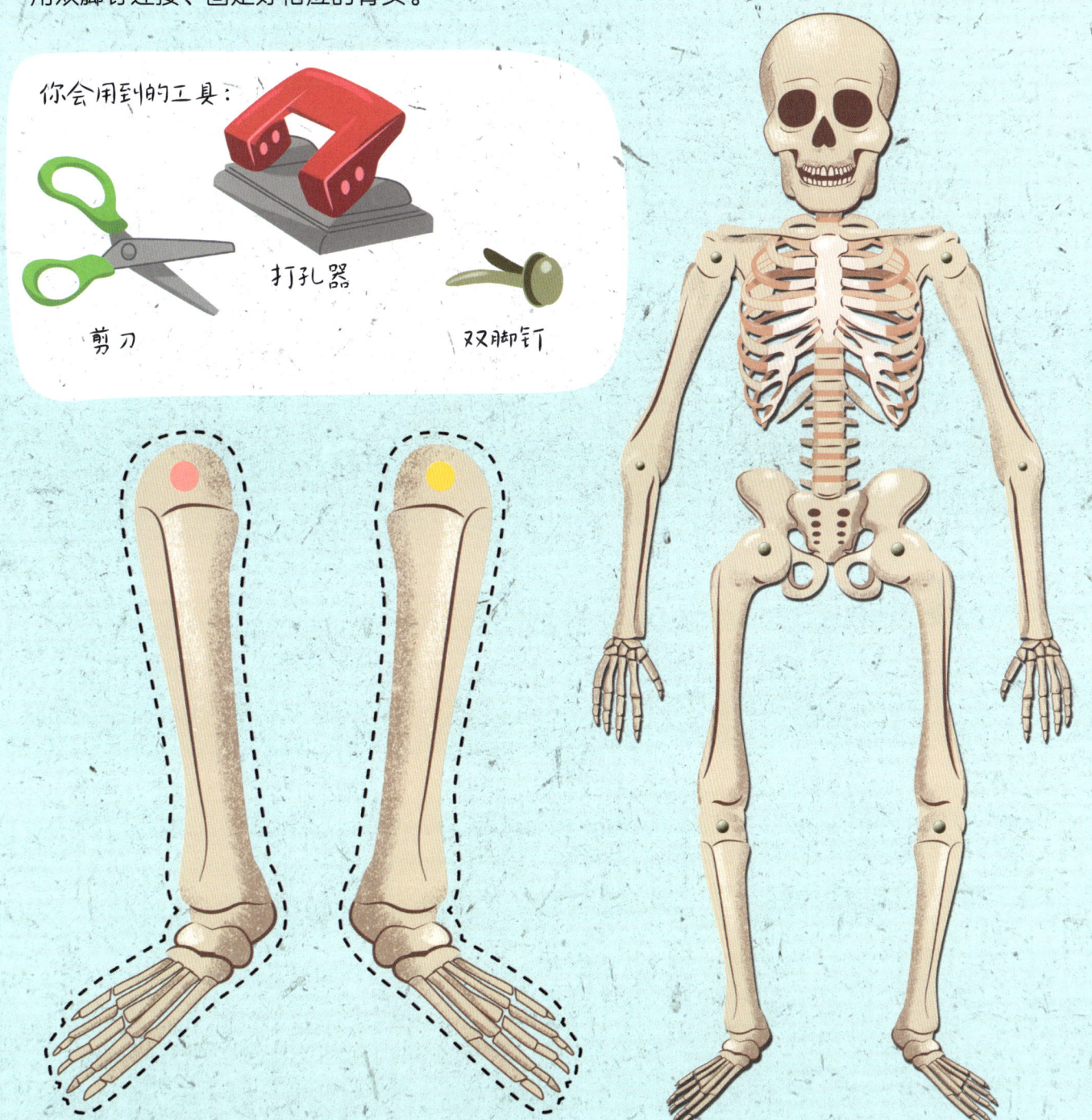

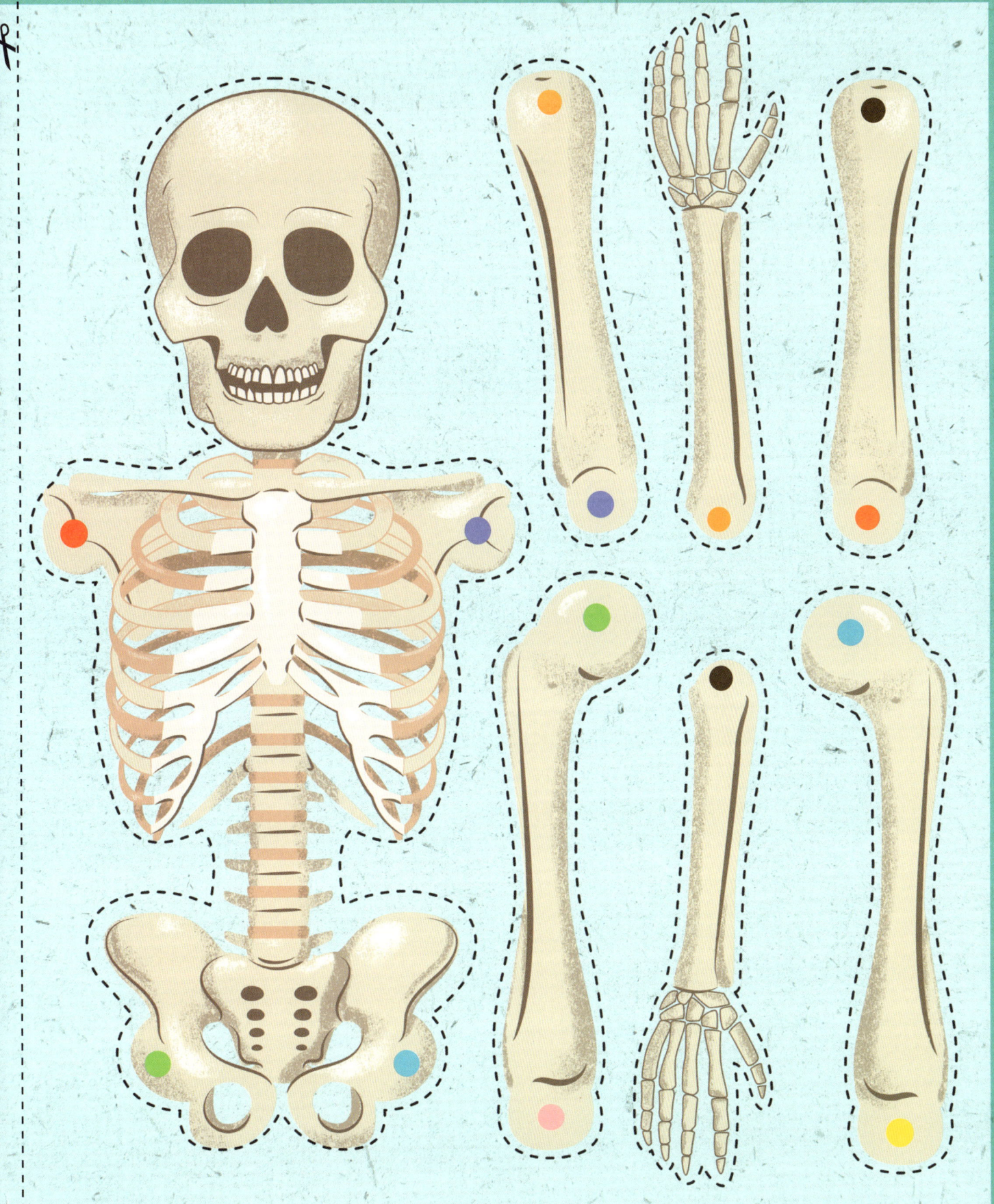

图书在版编目（CIP）数据

哇！好厉害的人体 /（意）伊莱娜·特雷维桑著；（意）马蒂亚·切拉托绘；汪丽译 . -- 广州：广东人民出版社 , 2025. 6. -- ISBN 978-7-218-17912-4

Ⅰ . R32-49

中国国家版本馆 CIP 数据核字第 20244K9C60 号

著作权合同登记号：图字 19-2024-156 号

Original Title: What, How, Why. The Human Body
©2022 Sassi Editore Srl
Viale Roma 122/b
36015 Schio (VI) – Italy
Text : Irena Trevisan
Translation: SallyAnn DelVino
Illustrations: Mattia Cerato
Layout: Nadia Fabris

WA! HAO LIHAI DE RENTI
哇！好厉害的人体

[意]伊莱娜·特雷维桑 著　　[意]马蒂亚·切拉托 绘　　汪丽 译

版权所有　翻印必究

出 版 人：肖风华

责任编辑：钱飞遥　赵 丹
责任技编：吴彦斌
营销编辑：邓煜儿
特约审校：李俊莹
封面设计：青梧社（微信：asunjovelynn）

出版发行：广东人民出版社
地　　址：广州市越秀区大沙头四马路 10 号（邮政编码：510199）
电　　话：（020）85716809（总编室）
传　　真：（020）83289585
网　　址：https://www.gdpph.com
印　　刷：广东信源文化科技有限公司
开　　本：889 毫米 ×1194 毫米　1/16
印　　张：4.5　　　字　　数：67 千
版　　次：2025 年 6 月第 1 版
印　　次：2025 年 6 月第 1 次印刷
定　　价：59.80 元

如发现印装质量问题，影响阅读，请与出版社（020-87712513）联系调换。
售书热线：（020）87717307